Escapar de la Prisión del Abuso Narcisista:

Recuperar la libertad del abuso emocional, el gaslighting y las relaciones tóxicas para reconstruir la autoestima y empoderarse

Por Joan Hannon

© **Copyright 2024 - Todos los derechos reservados.**

El contenido de este libro no puede ser reproducido, duplicado ni transmitido sin permiso directo por escrito del autor o del editor.

Bajo ninguna circunstancia se podrá culpar o responsabilizar legalmente a la editorial, o al autor, por cualquier daño, reparación o pérdida monetaria debida a la información contenida en este libro, ya sea directa o indirectamente.

Aviso legal:

Este libro está protegido por derechos de autor. Es sólo para uso personal. No puede modificar, distribuir, vender, utilizar, citar o parafrasear ninguna parte ni el contenido de este libro sin el consentimiento del autor o del editor.

Aviso de exención de responsabilidad:

Tenga en cuenta que la información contenida en este documento sólo tiene fines educativos y de entretenimiento. Se ha hecho todo lo posible por presentar una información exacta, actualizada, fiable y completa. No se declaran ni se implican garantías de ningún tipo. Los lectores reconocen que el autor no se dedica a prestar asesoramiento jurídico, financiero, médico o profesional. El contenido de este libro procede de diversas fuentes. Consulte a un profesional autorizado antes de poner en práctica las técnicas descritas en este libro.

Al leer este documento, el lector acepta que bajo ninguna circunstancia el autor es responsable de cualquier pérdida, directa o indirecta, que se produzca como resultado del uso de la información contenida en este documento, incluyendo, pero no limitado a, errores, omisiones o inexactitudes.

Índice

ADVERTENCIA DE ACTIVACIÓN 1

INTRODUCCIÓN 3

CAPÍTULO 1: COMPRENSIÓN DEL TRASTORNO NARCISISTA DE LA PERSONALIDAD. 7

    1.2 DESCIFRANDO LOS RASGOS NARCISISTAS 7
    1.3 LA PSICOLOGÍA DETRÁS DEL NARCISISMO 9
    1.4 CÓMO IDENTIFICAR EL COMPORTAMIENTO NARCISISTA EN LAS RELACIONES DE PAREJA 12
    1.5 SEÑALES DE ADVERTENCIA Y SEÑALES DE ALARMA 14
    1.6 GASLIGHTING Y SU IMPACTO EN LA REALIDAD 16
    1.7 EL CICLO DEL ABUSO NARCISISTA 18
    RESUMEN DEL CAPÍTULO 1 21
    Señales de advertencia y señales de alarma del trastorno narcisista de la personalidad *21*
    Concienciación sobre el ciclo del maltrato *23*

CAPÍTULO 2: EL IMPACTO EMOCIONAL DEL ABUSO NARCISISTA 25

    2.2 MANIPULACIÓN Y CONTROL EMOCIONAL 27
    2.3 AISLAMIENTO: LIBERARSE DE LAS GARRAS DEL NARCISISTA 29
    2.4 COMPRENDER LA RABIA Y LAS REPRESALIAS NARCISISTAS 32
    2.5 ESTRÉS CRÓNICO Y ANSIEDAD 34
    CAPÍTULO 2 RESUMEN 35
    Impacto emocional en la persona maltratada *35*

CAPÍTULO 3: LIBERARSE DE LOS PATRONES TÓXICOS 37

    3.2 CODEPENDENCIA 37
    Ejercicio interactivo: Hoja de trabajo de patrones de relación *39*
    3.3 SUPERAR EL MIEDO A LA CONFRONTACIÓN 40
    3.4 EL MÉTODO DE LA ROCA GRIS: CÓMO TRATAR CON NARCISISTAS 42
    3.5 EL ARTE DE PONER LÍMITES 44
    3.6 APLICACIÓN DE LA PROHIBICIÓN DE CONTACTO 47
    3.7 LA CRIANZA COMPARTIDA CON UN EX NARCISISTA 49
    RESUMEN DEL CAPÍTULO 3 51

Pasos para liberarse de patrones tóxicos *51*
CAPÍTULO 4: RECONSTRUIR LA AUTOESTIMA Y LA CONFIANZA **53**

   Ejercicio de reflexión: Cultivar nuevos hábitos *55*
   4.2 REDESCUBRIR SU IDENTIDAD 55
   4.3 SUPERAR LA AUTOCONVERSACIÓN NEGATIVA 57
   4.4 EL PODER DE LAS AFIRMACIONES Y EL REFUERZO POSITIVO 59
   4.5 ABRAZAR LA VULNERABILIDAD Y EL CRECIMIENTO 61
   4.6 EL PAPEL DEL PERDÓN EN LA LIBERACIÓN PERSONAL 63
   4.7 ESTRATEGIAS PARA RECUPERAR LA AUTOESTIMA 65
   4.8 CELEBRAR LAS PEQUEÑAS VICTORIAS EN EL CAMINO HACIA LA CURACIÓN 67
   RESUMEN DEL CAPÍTULO 4 68
     Pasos para recuperar la autoestima y la confianza en uno mismo *68*

CAPÍTULO 5: ESTRATEGIAS PRÁCTICAS DE AFRONTAMIENTO Y CURACIÓN 71

   5.2 ETAPAS DE LA CURACIÓN 72
     Ejercicio de reflexión: Trazar el mapa de su viaje de curación *73*
   5.3 TÉCNICAS DE COMUNICACIÓN EFICACES 74
   5.4 CREAR UN ENTORNO PROPICIO 76
   5.5 DIARIO PARA EL CRECIMIENTO PERSONAL Y LA CLARIDAD 78
   RESUMEN DEL CAPÍTULO 5 80
     Estrategias para una comunicación eficaz *81*
     Recomendaciones para apoyar su viaje *82*

CAPÍTULO 6: UN ENFOQUE HOLÍSTICO DE LA RECUPERACIÓN **86**

   6.2 EXPLORACIÓN DE DIVERSOS ENFOQUES TERAPÉUTICOS 87
     Terapia individual *87*
     Terapia de grupo *89*
   6.3 CÓMO ENCONTRAR AL TERAPEUTA O CONSEJERO ADECUADO 90
     Ejercicio de reflexión: Exploración de opciones terapéuticas *91*
   6.4 CONSTRUIR UNA NUEVA IDENTIDAD 91
   6.5 ACEPTAR EL CAMBIO Y EL CRECIMIENTO 93
   6.6 CONEXIÓN CUERPO-MENTE: LA CURACIÓN A TRAVÉS DEL MOVIMIENTO 95
     Actividad física *95*
   6.7 LA NUTRICIÓN Y EL AUTOCUIDADO COMO HERRAMIENTAS CURATIVAS 98
     Nutrición *98*
     Autocuidado *100*
   6.8 PRÁCTICAS DIARIAS PARA LA RESILIENCIA EMOCIONAL 102
     Diario *102*
     Gestión del estrés *103*
   6.9 PRÁCTICAS DE MEDITACIÓN Y ATENCIÓN PLENA 105
     Gratitud *108*

6.10 Los beneficios de estar solo 108
RESUMEN DEL CAPÍTULO 6 110
Pasos hacia la curación *110*

CAPÍTULO 7: HISTORIAS PERSONALES Y TESTIMONIOS 116

7.2 Aprender de los demás: Casos prácticos de resiliencia 118
7.3 Experiencias compartidas: Comunidad y conexión 120
7.4 Triunfo sobre el trauma: Narrativas personales 122
7.5 Historias de supervivencia y fortaleza 124
7.6 Empoderamiento a través de los viajes de los demás 127
Ejercicio de reflexión: Convertir los obstáculos en oportunidades......*129*

CAPÍTULO 8: RECURSOS Y LECTURAS COMPLEMENTARIAS 130

8.2 Grupos y comunidades de apoyo en línea 130
Ejercicio de reflexión: Encontrar su comunidad..................................*132*
8.3 Talleres y seminarios para seguir creciendo 133
8.4 Libros y artículos recomendados 135
8.5 Herramientas para la superación personal continua 137
8.6 Elaborar su plan personal de curación 139
RESUMEN DEL CAPÍTULO 8 141
Recursos para su viaje *141*

CONCLUSIÓN 144

Compartir su viaje hacia la libertad..146

GLOSARIO 149

REFERENCIAS..155

Aviso de activación

Advertencia: Esta novela incluye contenido relacionado con el tema del abuso narcisista, que podría resultar perturbador para algunos lectores. Los lectores que puedan sentirse inquietos por este tema deben proceder con precaución.

Introducción

Era una tarde soleada cuando Lisa se encontró mirando sin comprender su reflejo en el espejo, preguntándose dónde había ido a parar la mujer vibrante y segura de sí misma que una vez conoció. La voz de su compañero resonaba en su mente, un recordatorio constante de sus supuestas insuficiencias. Llevaba años atrapada en un ciclo de culpa, manipulación y confusión emocional, hasta ese momento. La comprensión la golpeó con una fuerza que no pudo ignorar. Esto no era amor; esto no era lo que se merecía.

Historias como la de Lisa no son infrecuentes. Muchas personas se encuentran enredadas en relaciones que erosionan su sentido de sí mismas, dejándolas cuestionando su valor y su realidad. Este libro está escrito para ti, el lector que busca liberarse de las sombras y la prisión del abuso narcisista. Su objetivo es proporcionar métodos prácticos para reconstruir tu vida y ayudarte a prosperar de nuevo.

Mi inspiración para crear este libro tiene que ver con mis propias experiencias personales y mi observación de familiares y amigos que han pasado por este tipo de abuso. Todos hemos tenido encuentros con individuos narcisistas en un grado u otro. Espero que este libro te aporte comprensión y curación mientras emprendes tu propio viaje y te liberas de la prisión narcisista.

El daño que una persona narcisista puede infligir a otra es incomprensible. Puede parecer una pesadilla de la que nunca despertarás. Puedes equiparar su trato abusivo al vampírico, en el que te succionan hasta la última pizca de autoestima y respeto por ti mismo.

Hay esperanza para escapar de esta pesadilla. Así como tu libertad ha sido quebrantada sistemáticamente por el abusador narcisista, tu libertad también puede ser recuperada sistemáticamente. A medida que añadas las herramientas esenciales que necesitarás para escapar de esta prisión, podrás romper todos los muros invisibles que te han mantenido confinado. No entraste en esta prisión de la noche a la mañana, y escapar de ella requerirá un plan consistente, metódico y bien pensado utilizando los mapas y pasos proporcionados en las páginas de este libro. Requerirá ir eliminando todo lo que se interponga en el camino hacia la libertad. Esta es una prisión en la que nos dejamos atrapar al ser cebados y atraídos por la insidiosa personalidad del abusador narcisista. Sus planes ciertamente funcionan en nosotros una y otra vez, por lo que nuestro plan de escape requerirá una implementación estratégica para superar cualquier obstáculo que encontremos. En los siguientes capítulos, ¡desglosaremos cada uno de los bloqueos y obstáculos que se interpongan en nuestro camino!

El viaje que emprenderemos juntos es un viaje de empoderamiento. Nos centraremos en recuperar la confianza, la autoestima y el respeto por uno mismo. Descubrirás que no estás solo y que la curación es posible.

El trastorno narcisista de la personalidad (NPD) es una enfermedad mental compleja caracterizada por un sentido exagerado de la propia importancia, una profunda necesidad de admiración y una falta de empatía hacia los demás (Lidner Center of HOPE, 2014). Las personas con NPD pueden mostrar comportamientos como la manipulación, el derecho y incapacidad para reconocer las necesidades o los sentimientos de los demás. Comprender estos rasgos es crucial a medida que exploramos cómo se manifiestan en las relaciones.

Las relaciones narcisistas son más comunes de lo que se cree. Debido a su prevalencia, una parte significativa de la población puede experimentar una relación con alguien que presenta rasgos narcisistas en algún momento de su vida. El impacto emocional de estas relaciones puede ser profundo, provocando sentimientos de confusión, duda y aislamiento.

Este libro está estructurado para guiarle a través del proceso transformador de la curación. Comenzaremos examinando la naturaleza del abuso narcisista, para luego pasar a explorar formas de reconstruir la autoestima, crear límites saludables y liberarse de patrones tóxicos. Aprenderás a reconocer y superar los efectos del abuso narcisista. Este libro también proporcionará ejercicios y reflexiones para facilitar el autoconocimiento y el crecimiento personal. Cada capítulo está diseñado para ofrecer ideas y estrategias prácticas y aplicables.

Antes de comenzar nuestro viaje juntos, quiero tomarme un momento para reconocer su valentía. Afrontar la realidad del abuso narcisista no es fácil. Se necesita fuerza para afrontar la verdad y una profunda resistencia para buscar el cambio. Estás aquí porque tienes esa fuerza dentro de ti. Puedes elegir permanecer en la prisión del abuso narcisista, o puedes elegir liberarte. Liberarse requiere compromiso y trabajo. A través de las páginas de este libro, se te entregan todas las herramientas que necesitas para derribar los muros y experimentar la verdadera libertad al otro lado.

Mientras lees estas páginas, espero inspirarte esperanza y darte fuerzas para recuperar tu vida. La curación es un viaje que no tiene por qué emprender solo. Juntos, trabajaremos hacia un futuro en el que puedas vivir con confianza y alegría.

Este libro es algo más que palabras en una página: Es un compañero de viaje, una fuente de comprensión y apoyo. Ya has dado el primer paso al elegir leer este libro. Ahora, avancemos juntos hacia la curación y el empoderamiento. El cambio no sólo es posible, sino que está a tu alcance.

Como muestra la siguiente ilustración, siempre tenemos opciones cruciales que podemos tomar en nuestro viaje vital. Podemos optar por avanzar hacia una vida libre y más abundante o continuar por el mismo camino en el que estamos actualmente, en el que seguiremos experimentando una vida estancada y menos vibrante. Depende totalmente de nosotros el camino que elijamos.

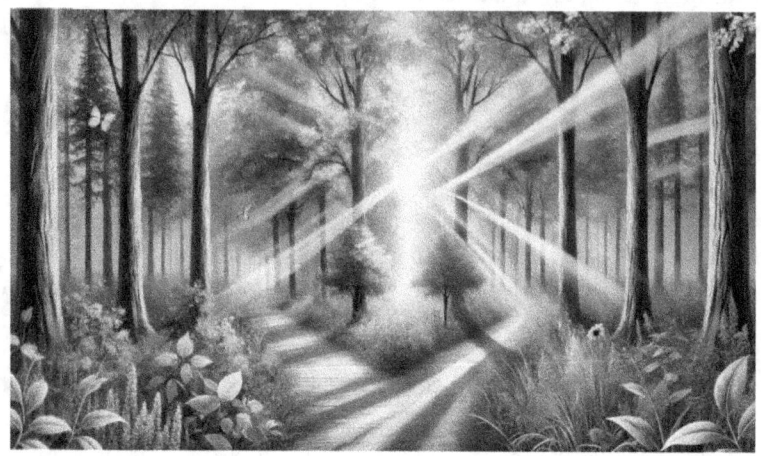

Capítulo 1:

Entender el Trastorno

Narcisista de la Personalidad

¿Alguna vez ha sentido que vivía a la sombra de otra persona, intentando constantemente estar a su altura? Es una experiencia común para quienes se encuentran en relaciones con individuos que muestran tendencias narcisistas. Estas relaciones pueden ser abrumadoras y hacer que te sientas pequeño e inadecuado. En este capítulo, exploraremos lo que realmente significa el trastorno narcisista de la personalidad (NPD), desmitificando sus rasgos y comportamientos. Comprender estos patrones es el primer paso para recuperar su sentido de sí mismo y encontrar claridad en sus experiencias.

1.2 Descifrar los rasgos narcisistas

El trastorno narcisista de la personalidad se caracteriza por un grandioso sentido de la autoimportancia, una necesidad de admiración excesiva y una sorprendente falta de empatía (Lidner Center of HOPE, 2014). Estos rasgos forman el núcleo de la NPD, creando un personaje complejo que puede ser a la vez cautivador y destructivo. Los individuos con NPD a menudo poseen una visión inflada de sí mismos, creyéndose superiores a los demás y merecedores de un trato especial. Esta grandiosidad no tiene que ver sólo con la confianza en uno mismo; es una percepción poco realista de las propias capacidades o de la propia valía.

Junto a esto, existe una preocupación por las fantasías de éxito, poder o belleza ilimitados. Estas personas suelen imaginarse a sí mismas en la cima del éxito, aunque la realidad sugiera lo contrario. Pueden creer que están destinados a la grandeza, lo que puede provocar frustración cuando el mundo no se ajusta a sus expectativas. Esta fijación por la fantasía alimenta su sentido del derecho y su necesidad de admiración, atrayendo a los demás a su órbita con promesas que rara vez se materializan.

Sin embargo, el narcisismo existe en un espectro. Algunas personas pueden presentar rasgos subclínicos, en los que las tendencias narcisistas están presentes pero no son lo suficientemente generalizadas como para perturbar la vida cotidiana de forma significativa. Por el contrario, el trastorno narcisista de la personalidad completo representa una manifestación más grave, que afecta significativamente a las relaciones personales y profesionales. El narcisismo subclínico puede aparecer como alguien que ocasionalmente busca validación, o tiene una alta opinión de sí mismo, sin los comportamientos manipuladores o dañinos que se observan en el NPD.

El narcisismo encubierto presenta una forma más sutil, a menudo caracterizada por la introversión y la hipersensibilidad. A diferencia de sus homólogos manifiestos, que son audaces y buscan llamar la atención, los narcisistas encubiertos pueden parecer tímidos o modestos. Sin embargo, bajo esta apariencia se esconde un sentido de superioridad y de derecho. Los narcisistas encubiertos pueden utilizar la agresión pasiva o hacerse las víctimas para manipular a los demás, dejando a menudo a los que les rodean confundidos y desequilibrados. Personalmente, creo que los narcisistas encubiertos son más difíciles de reconocer debido a su personalidad sutil, que puede hacer más difícil escapar de esa prisión.

Es importante diferenciar entre la autoestima sana y el narcisismo patológico. Una autoestima sana implica una visión equilibrada y realista de uno mismo, que permita a los individuos apreciar sus puntos fuertes al tiempo que reconocen sus puntos débiles. Esta autoestima permite conexiones genuinas con otros y a disposición a aceptar la retroalimentación. Por el contrario, el narcisismo patológico se caracteriza por la incapacidad de ver más allá de la imagen inflada que uno tiene de sí mismo, lo que conduce a la actitud defensiva y a la falta de responsabilidad.

Entender estas distinciones puede ayudarle a reconocer cuándo la autoestima se convierte en narcisismo, aportando claridad en interacciones que antes podían dejarle perplejo. Un ejemplo de autoestima sana podría ser alguien que se enorgullece de su trabajo y está abierto a la crítica constructiva. Por el contrario, una persona con narcisismo patológico puede reaccionar con hostilidad ante cualquier desaire, incapaz de aceptar la idea de que no es perfecta.

Cuando reflexiones sobre estos rasgos, piensa en cómo pueden haberse manifestado en tus propias experiencias. Reconocer estos patrones es crucial para dar sentido a las interacciones pasadas y prepararse para unas relaciones más sanas en el futuro. Una forma de empezar es observar los comportamientos objetivamente, buscando patrones en lugar de incidentes aislados. Se trata de identificar los comportamientos de los demás y dotarse de conocimiento y perspicacia. Podrías : *¿Es éste un patrón que aparece con frecuencia, o es un patrón que aparece con poca frecuencia?* alerta ante los sentimientos que te producen los patrones de comportamiento que presencias y experimentas, pero sin llegar a la obsesión.

1.3 La psicología del narcisismo

Para comprender las raíces del narcisismo es necesario echar un vistazo a la intrincada red de factores que contribuyen a su desarrollo. El trastorno narcisista de la personalidad evoluciona a partir de una combinación de influencias genéticas, ambientales y culturales. Infancia

Las experiencias desempeñan un papel fundamental en la formación de la personalidad, y los estilos de crianza suelen ocupar un lugar destacado en este debate. Una crianza excesivamente indulgente, en la que se mima o elogia en exceso a un niño, puede fomentar una visión exagerada de sí mismo. Por el contrario, una crianza negligente o excesivamente crítica puede llevar a un niño a desarrollar defensas narcisistas para protegerse de las insuficiencias percibidas. Esta dicotomía pone de relieve el delicado equilibrio que los padres deben mantener para fomentar un sentido sano de sí mismos en sus hijos.

Las predisposiciones genéticas también contribuyen al desarrollo del narcisismo. Aunque ningún gen específico es responsable del trastorno narcisista de la personalidad, las investigaciones indican que ciertos factores genéticos pueden aumentar la vulnerabilidad a desarrollar rasgos narcisistas. Estas predisposiciones, cuando se combinan con desencadenantes ambientales específicos, pueden sentar las bases para que surjan tendencias narcisistas. Es como tener una semilla que requiere las condiciones adecuadas para brotar: Sin comprender estas bases genéticas, la imagen completa de los orígenes del narcisismo queda incompleta.

Las perspectivas psicológicas modernas ofrecen perspectivas adicionales sobre cómo se forman los comportamientos narcisistas. Las influencias sociales y culturales no pueden pasarse por alto en el mundo actual, donde a menudo prevalece la glorificación de la autopromoción y el individualismo. El auge de las redes sociales, por ejemplo, proporciona un terreno fértil para que florezcan las tendencias narcisistas. La necesidad constante de validación mediante likes y seguidores puede exacerbar el deseo de admiración y atención de un individuo. Este cambio social hacia el egocentrismo puede reforzar los comportamientos narcisistas, lo que hace distinguir entre la autoexpresión saludable y el narcisismo patológico. He observado a personas en las redes sociales que parecen estar obsesionadas con publicar selfies, así como con publicar continuamente sus actividades. Creo que puede convertirse en una adicción y una muleta que se alimenta de sí misma. La necesidad constante de atención y

La validación a través de este medio puede ciertamente engendrar tendencias narcisistas si se fomenta y se permite que persista ese comportamiento.

Más recientemente, los investigadores han profundizado en las motivaciones que subyacen al comportamiento narcisista para identificar las inseguridades y vulnerabilidades subyacentes que impulsan estas acciones. A pesar de las apariencias externas de confianza y superioridad, muchos individuos con tendencias narcisistas albergan temores profundamente arraigados de inadecuación. Construyen fachadas grandiosas para protegerse de estos temores, a menudo a expensas de las conexiones genuinas con los demás. Esta interpretación cuestiona la noción de que los narcisistas son simplemente egoístas o egocéntricos; en su lugar, presenta una imagen más compleja de individuos que luchan con conflictos internos. Tanto el narcisista como la(s) persona(s) de la(s) que abusan se encuentran en una prisión psicológica.

El papel de las normas y expectativas culturales desempeña un papel en la configuración de los comportamientos narcisistas. Los rasgos narcisistas pueden fomentarse inadvertidamente en culturas que dan prioridad a los logros, el éxito y la realización individual. La presión por sobresalir y ser reconocido puede llevar a los individuos a adoptar comportamientos narcisistas como medio para hacer frente a las demandas de la sociedad. Esta influencia pone de relieve la necesidad de un enfoque matizado a la hora de abordar el narcisismo, teniendo en cuenta el contexto cultural más amplio en el que se desarrollan estos rasgos.

La intersección de estos factores -experiencias infantiles, predisposiciones genéticas, influencias sociales y normas culturales- crea un telón de fondo polifacético en el que puede desarrollarse el trastorno narcisista de la personalidad. Cada elemento contribuye a la complejidad del narcisismo, dando forma a cómo se manifiesta en los individuos. La comprensión de estos orígenes es crucial para las personas afectadas por relaciones narcisistas, ya que proporciona una visión de los comportamientos que encuentran y ofrece una base para la curación y el crecimiento.

Al reflexionar sobre estas teorías, considere cómo pueden resonar con sus experiencias o los comportamientos de los que le rodean. Reconocer los fundamentos psicológicos del narcisismo puede ofrecer claridad y empatía, fomentando una mayor comprensión de los retos a los que se enfrentan las personas con tendencias narcisistas y aquellos afectados por ellas. Al final, explorar estos orígenes arroja luz sobre el propio trastorno e ilumina los caminos hacia la empatía, el crecimiento y el cambio frente a la dinámica narcisista.

1.4 Cómo identificar el comportamiento narcisista en las relaciones de pareja

Navegar por una relación con un individuo narcisista a menudo se siente como caminar por un laberinto diseñado para confundir y atrapar. Estas relaciones están marcadas por una dinámica distinta, en la que los desequilibrios de poder y la dependencia emocional se convierten en la norma. Los narcisistas ejercen el control sobre sus parejas, amigos y colegas estableciéndose como la figura central en cada interacción. Dictan las condiciones, dejando que los demás se ajusten y adapten, a menudo a expensas de sus propias necesidades y deseos. Esta dinámica crea un escenario en el que el individuo narcisista sigue siendo el centro de atención, mientras que los que le rodean están condicionados a orbitar en torno a sus caprichos y exigencias.

Los comportamientos clave en estas relaciones suelen incluir la manipulación, el control y una sorprendente falta de responsabilidad. La luz de gas, por ejemplo, es una de las tácticas favoritas. Consiste en tergiversar la realidad hasta tal punto que la víctima empieza a dudar de sus propias percepciones y cordura. Es una forma sutil, pero poderosa, de abuso emocional que puede dejar cicatrices duraderas. El desplazamiento de la culpa y la negación también son comunes. El narcisista nunca acepta la responsabilidad de sus actos, y siempre encuentra a alguien que le eche la culpa.

a otra persona de sus defectos o fracasos. La proyección es otra herramienta de su arsenal, con la que atribuyen a otros sus rasgos o comportamientos indeseables, absolviéndose a sí mismos de haber obrado mal. Estas tácticas, combinadas con campañas de desprestigio y vergüenza, crean un entorno en el que la víctima se siente siempre inadecuada y ansiosa.

El ciclo de idealización y devaluación es un sello distintivo de las relaciones narcisistas. Al principio, el narcisista puede colmar a su víctima de elogios y afecto, creando la ilusión de una relación perfecta. Esta idealización puede ser embriagadora y atraer a la víctima hacia las redes del narcisista. Sin embargo, esta fase suele durar poco. Una vez que el narcisista se siente seguro de su control, empieza a devaluar a su pareja, minando sutilmente su confianza y su sentido de la autoestima. Las críticas sustituyen a los cumplidos, y la víctima se pregunta qué ha fallado. Este ciclo de elevar a alguien para luego derribarlo sirve para mantener el control, desequilibrando a la víctima y haciéndola dependiente del narcisista para su validación.

La carga psicológica y emocional que sufren las personas que se relacionan con individuos narcisistas es profunda. Las víctimas suelen experimentar intensos sentimientos de inseguridad y duda de sí mismas. La manipulación y la crítica constantes erosionan su confianza, lo que provoca ansiedad y una sensación generalizada de inadecuación. No es infrecuente que las personas que mantienen estas relaciones desarrollen síntomas de trastorno de estrés postraumático (TEPT) al tener que lidiar con una agitación emocional y una inestabilidad constantes. El entorno creado por el narcisista fomenta un sentimiento de dependencia, en el que la víctima se siente atrapada e incapaz de liberarse del ciclo, lo que perpetúa aún más su sufrimiento.

Para muchos, reconocer estos patrones puede ser el primer paso hacia la curación. Comprender la dinámica que entra en juego en una relación narcisista permite empezar a recuperar el sentido de uno mismo. Al identificar los comportamientos que les han atrapadas, las víctimas pueden empezar a ver la situación con más claridad y tomar medidas para proteger su bienestar emocional. Esta toma de conciencia no consiste simplemente en etiquetar o culpar, sino en reconocer la realidad de la situación y empoderarse para buscar relaciones más sanas y equilibradas en el futuro. Reconocer estas dinámicas puede ayudar a empezar a dar sentido al caos, allanando el camino para la recuperación y el retorno a la autoestima y la estabilidad emocional.

1.5 Señales de advertencia y señales de alarma

En las primeras etapas de una relación, todo puede parecer un torbellino de romanticismo y emoción. A veces, esta prisa eclipsa señales de advertencia sutiles pero significativas. Una de las señales de alarma más comunes en las relaciones con individuos narcisistas es un comportamiento excesivamente encantador. Este encanto puede ser embriagador, atrayéndote con halagos y atenciones que te hacen sentir raro y especial. Sin embargo, bajo este encanto a menudo se esconde la manipulación. Es importante reconocer cuándo este comportamiento se vuelve excesivo o parece demasiado bueno para ser verdad. Puede ser una táctica para ganarse la confianza y establecer el control, por lo que es crucial mantener los pies en la tierra y ser observador.

Otro indicador clave es la incoherencia en las historias o las exageraciones. Los narcisistas a menudo tejen historias que cambian con cada relato, llenas de grandes afirmaciones o adornos. Puede tratarse de pequeños detalles o de narraciones exageradas sobre sus logros o experiencias. Tómatelo en serio si observas discrepancias entre lo que dicen y lo que hacen. Las incoherencias pueden revelar una desconexión entre sus palabras y la realidad, e insinuar problemas más profundos de honestidad y autopercepción. Puede resultar incómodo cuestionar la veracidad de alguien, pero la coherencia es la piedra angular de la confianza. Sin ella, los cimientos de cualquier relación son inestables.

Abordar estas incoherencias al principio de la relación puede ahorrarte enormes remordimientos más adelante.

Observar cómo se relaciona una persona con los demás también puede ayudar a entender su carácter. Fíjate en cómo trata a las personas que percibe como inferiores, o a aquellas de las que no tiene nada que ganar. ¿Son desdeñosos, groseros o indiferentes? ¿Cambia su comportamiento en función de quién le observa? Estos comportamientos pueden revelar la verdadera naturaleza de una persona, mostrando cómo podría llegar a tratarte. Es esencial mirar más allá de cómo actúan cuando se portan bien para ver cómo afrontan las interacciones y los retos cotidianos. Esta perspectiva más amplia puede desvelar patrones que, de otro modo, sería fácil pasar por alto.

Su intuición es una herramienta poderosa para identificar rasgos narcisistas. Si algo te parece raro, confía en esa sensación. La intuición es tu subconsciente, que capta señales que tu mente consciente podría pasar por alto. Esa voz interior te da un codazo cuando algo no cuadra o cuando el comportamiento no concuerda con las palabras. No se trata de paranoia o desconfianza, sino de respetar tus instintos. Si te sientes incómodo o tienes dudas persistentes, no las descartes. Estos sentimientos pueden guiarte hacia un conocimiento más profundo de la persona con la que estás tratando.

Tomar conciencia de uno mismo es otro paso fundamental para reconocer las señales de alarma. Reflexione sobre sus propias experiencias e interacciones. ¿Existen patrones de comportamiento que te hacen sentir constantemente incómodo o confuso? Ser consciente de uno mismo te ayuda a identificar lo que te parece correcto y lo que no, permitiéndote establecer límites antes de que se crucen. Considera la posibilidad de llevar un diario para registrar estas observaciones y sentimientos a lo largo del tiempo. Anotar las cosas puede aclarar situaciones que pueden parecer turbias y confusas. Con el tiempo, pueden surgir patrones que ofrezcan una imagen más clara de la dinámica en juego.

Ver a través del encanto de los comportamientos subyacentes puede ser un reto, especialmente cuando hay emociones de por medio. Pero si prestas atención a estas señales de alarma y confías en tus instintos, te dotarás de los conocimientos necesarios para proteger tu bienestar. Recuerda que no se trata de encontrar defectos ni de ser demasiado crítico; se trata de garantizar que las relaciones cultivas sean sanas y enriquecedoras. Reconocer a tiempo estas señales de alarma puede ahorrarte disgustos y guiarte hacia relaciones que realmente te eleven y te apoyen.

1.6 Gaslighting y su impacto en la realidad

Gaslighting es un término que muchos han oído, pero pocos entienden completamente hasta que se encuentran atrapados por su insidiosa garra. En esencia, el gaslighting es una forma de manipulación psicológica utilizada por los narcisistas para sembrar la confusión y la duda en sus objetivos. Implica una distorsión deliberada de los hechos y una negación de la realidad, con el objetivo de que la víctima se cuestione sus propias percepciones y su cordura. Imagínese oír repetidamente que su recuerdo de los hechos es erróneo o que sus respuestas emocionales son irracionales. Con el tiempo, este bombardeo constante puede erosionar tu confianza en tu propia mente. Esta táctica no sólo consiste en ganar poder, sino también en mantener el control sobre la narración, asegurándose de que la versión del narcisista sea la que prevalezca.

Varias frases y estrategias son emblemáticas del gaslighting. Frases como "estás exagerando", "es tu imaginación" o "eso nunca ocurrió" son habituales en el repertorio del gaslighter. Estas afirmaciones están diseñadas para desestimar e invalidar tus sentimientos, sugiriendo que tus reacciones emocionales son excesivas o infundadas. Otra de sus frases favoritas es: "Yo nunca dije eso", una táctica que siembra la duda sobre tu memoria y fiabilidad. Imagina que te dicen que las palabras que recuerdas haber oído nunca fueron pronunciadas. Esto puede llevarle a cuestionar su cordura y sus recuerdos, dificultando que confíe en su propia mente. Estas tácticas crean una niebla de confusión, en la que la víctima duda no sólo de sus interacciones, sino también de su propio sentido de sí misma.

Los efectos psicológicos del gaslighting son profundos y dañinos. Las víctimas a menudo experimentan una erosión gradual de la confianza en sus propias percepciones, lo que conduce a un sentido distorsionado de la realidad. Esta manipulación puede hacerte sentir como si vivieras en un perpetuo estado de confusión, incapaz de diferenciar entre verdad y ficción. Este constante cuestionamiento de la realidad puede afectar considerablemente a la salud mental, fomentando la duda y la ansiedad. Es posible que se cuestione cada pensamiento y sentimiento, preguntándose si está exagerando o recordando mal los acontecimientos. El constante cuestionamiento de la realidad puede hacer que te sientas aislado y atrapado, sin saber a quién o qué creer.

A pesar de su poderosa influencia, hay formas de contrarrestar el gaslighting y recuperar el sentido de la realidad. Una estrategia eficaz es llevar un diario detallado de los acontecimientos y las conversaciones. Al documentar los sucesos a medida que ocurrencreas un registro tangible que puede servirte como punto de referencia cuando se cuestione tu memoria. Este diario se convierte en una herramienta valiosa que le ayuda a mantener la claridad y a contrarrestar las distorsiones presentadas por el gaslighter. Además, buscar la validación de fuentes de confianza -amigos, familiares o profesionales de la salud mental- puede proporcionar una perspectiva externa que reafirme tus experiencias. Estas personas de confianza pueden ofrecer apoyo y confirmación, ayudándole a navegar a través de la niebla de la manipulación.

Es igualmente importante centrarse en las acciones más que en las palabras. Aunque el gaslighter puede utilizar el lenguaje para confundir y controlar, su comportamiento a menudo habla más alto que sus palabras. Observar patrones e incoherencias en las acciones puede ayudarte a discernir la verdad. Este enfoque requiere un esfuerzo consciente para distanciarse emocionalmente y ver la situación con objetividad, un paso difícil pero poderoso para recuperar el control sobre tus percepciones. No estás solo en esta lucha, y reconocer las tácticas del gaslighting es un paso crucial para preservar tu bienestar mental y tu autonomía.

Reconocer y comprender el gaslighting te dota de los conocimientos necesarios para defenderte de él. Esta conciencia te capacita para proteger tu realidad y fomenta la resiliencia y la confianza en ti mismo. Al equiparte con estas estrategias, estarás preparado para enfrentarte a la manipulación con claridad y confianza. Tienes el poder de reclamar tu realidad y confiar en tus percepciones, forjando un camino hacia la curación y el autoempoderamiento.

1.7 El ciclo del abuso narcisista

El ciclo del abuso narcisista es un patrón desconcertante en el que se encuentran atrapados innumerables individuos, a menudo sin ni siquiera darse cuenta. En esencia, el ciclo consta de tres fases distintas: idealización, devaluación y descarte. Durante la fase de idealización, el narcisista colma a su objetivo de admiración y atención. Este periodo, a menudo denominado "bombardeo amoroso", está marcado por grandes gestos, halagos excesivos y una intensidad que se asemeja a la de un romance relámpago. El narcisista se presenta como la pareja perfecta y atrae a su víctima hacia una falsa sensación de seguridad y conexión. Es una ilusión cuidadosamente elaborada para que la víctima se sienta especial e insustituible.

Sin embargo, esta fase idílica no está destinada a durar. La fase de devaluación aparece sutilmente, a menudo cogiendo a la víctima desprevenida. Las pequeñas críticas sustituyen a los cumplidos, y la otrora...

La pareja que adora empieza a encontrar defectos en todo lo que hace la víctima. Esta etapa puede ser increíblemente confusa, ya que el comportamiento del narcisista cambia de amoroso a despectivo aparentemente de la noche a la mañana. En esta fase, la víctima comienza a cuestionarse a sí misma, preguntándose qué hizo para provocar el cambio. Las tácticas del narcisista son insidiosas, empleando comentarios pasivo-agresivos y comportamientos manipuladores para erosionar gradualmente la autoestima de la víctima. El objetivo es mantener a la víctima desequilibrada, insegura de su propia valía y desesperada por recuperar el afecto que antes parecía tan gratuito.

Finalmente, la relación llega a la fase de descarte. Aquí, el narcisista termina abruptamente la conexión, a menudo dejando a la víctima con poca explicación o cierre. Esta retirada repentina es devastadora, ya que se produce después de un prolongado período de confusión emocional. La víctima debe lidiar con sentimientos de rechazo y abandono, luchando por entender cómo pasó de ser apreciada a ser descartada. El narcisista puede seguir adelante rápidamente, buscando una nueva fuente de admiración y dejando que la antigua víctima recoja los pedazos. Esta etapa solidifica el ciclo, ya que la víctima a menudo se ve arrastrada de nuevo a la órbita del narcisista, con la esperanza de recuperar su estatus anterior.

Una táctica clave empleada por los narcisistas a lo largo de este ciclo es el refuerzo intermitente. Esta estrategia psicológica consiste en proporcionar actos de bondad aleatorios e impredecibles en medio del caos. Estos actos sirven para mantener a la víctima esperanzada, creyendo que la pareja cariñosa que una vez conoció puede ser recuperada. Es una poderosa herramienta de control, que crea una dinámica de empujar y tirar que deja a la víctima atada emocionalmente. Justo cuando la víctima está lista para alejarse, el narcisista puede ofrecer un gesto de afecto o un atisbo de la fase de idealización, reavivando la esperanza de cambio de la víctima.

Considere la historia de una mujer que se encontró en una relación con un hombre que inicialmente parecía perfecto. Él era atento, la colmaba de regalos y la hacía sentir el centro de su universo. Pero, con el tiempo, empezó a criticarla sutilmente. Empezó a menospreciar sus logros, comparándola desfavorablemente con los demás. Estos comentarios solían ir seguidos de disculpas y pequeños actos de amabilidad, que la mantenían atada a la relación. Finalmente, él se marchó sin avisar, dejándola cuestionándose su valía y preguntándose si ella era la culpable. Esta montaña rusa emocional afectó a su salud mental, provocándole ansiedad y una profunda sensación de pérdida.

El impacto emocional del ciclo de abuso narcisista es profundo y de gran alcance. Las víctimas describen a menudo que se sienten como en una montaña rusa emocional, con su autoestima subiendo y bajando con cada giro. El ciclo fomenta la dependencia, ya que la víctima se aferra a la esperanza de volver a la fase de idealización. Esta dependencia se ve exacerbada por la manipulación del narcisista, que hace que la víctima se cuestione su propia realidad y dude de sus percepciones. La constante oscilación entre el afecto y el desdén puede conducir a un grave malestar emocional, que incluye depresión, ansiedad e incluso trastorno de estrés postraumático (TEPT). Esto puede describirse como guerra psicológica y tortura contra otro ser humano que no ha hecho nada para merecer este trato deplorable.

Navegar por este ciclo requiere comprender su mecánica y reconocer su carga emocional. La toma de conciencia es el primer paso para liberarse, capacitar a las víctimas para reclamar su autonomía y comenzar el proceso de curación. Reconocer la existencia del ciclo permite a las víctimas ver a través de las manipulaciones del narcisista, fomentando la resiliencia y el valor para buscar relaciones más sanas y equilibradas en futuro.

RESUMEN del CAPÍTULO 1

Señales de advertencia y señales de alarma del trastorno narcisista de la personalidad

- grandioso sentido de la autoimportancia
- necesidad de admiración excesiva
- sorprendente falta de empatía
- visión exagerada de sí mismo, creyéndose superior a los demás y merecedor de un trato especial
- Preocupación por fantasías de éxito, poder o belleza ilimitados.
- incapaz de aceptar críticas constructivas
- control
- manipulación
- luz de gas
- proyección
- Culpabilización y negación
- comportamiento demasiado encantador
- discrepancias entre lo que dicen y lo que hacen

- incoherencias en los relatos o exageraciones

- trato despectivo de los demás

    ○ cambiar comportamiento dependiendo en quién observa

- campañas de desprestigio y vergüenza

- rabia y represalias

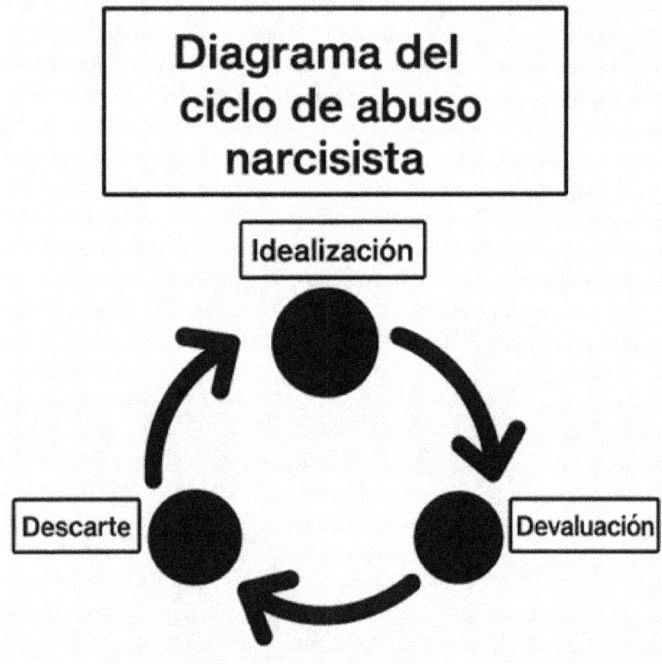

Concienciación sobre el ciclo del maltrato

- Reconocer los patrones del trastorno narcisista de la personalidad.

- Confía en tu intuición.

- Si algo no te gusta, confía en esa sensación.

- La autoconciencia ayuda a identificar lo que se siente bien y lo que no.
    lo que no.

- Busque perspectivas externas de amigos o profesionales de la salud mental.

Capítulo 2:

El impacto emocional del abuso narcisista

Imagina un hermoso jarrón, elaborado con esmero y precisión, que de repente se rompe en incontables pedazos. Estas son las secuelas emocionales que muchas personas experimentan tras sufrir un abuso narcisista. El sentido de sí mismo que una vez fue completo, cuidadosamente construido a lo largo de los años, yace en fragmentos. El abuso narcisista ejerce una fuerza poderosa y debilitadora, dejando a su paso un rastro de dudas y confusión. Puede que te veas cuestionando cada decisión y repitiendo situaciones en tu mente, tratando de entender por qué todo salió mal. No se trata sólo de las decisiones que tomas ahora, sino también del eco inquietante de decisiones pasadas que nunca parece abandonar tus pensamientos.

Esta duda crónica es uno de los efectos más insidiosos del abuso narcisista. Se infiltra lentamente, como una niebla que se extiende por tu mente, haciéndote dudar incluso de las decisiones más simples. Un flujo constante de comentarios negativos por parte del maltratador puede llevarle a interiorizar estas críticas, distorsionando su percepción de la realidad. Cuando oyes repetidamente que tus sentimientos son irracionales o que tus decisiones son erróneas, empiezas a creerlo. Esta erosión de la confianza no se produce de la noche a la mañana. Es un proceso gradual que va minando la confianza en tu propio juicio hasta que te sientes paralizado ante las decisiones cotidianas.

Con el tiempo, esta duda puede conducir a una importante pérdida de identidad. Vivir bajo la sombra de un narcisista a menudo significa adaptar quién eres para satisfacer sus expectativas. Es posible cambies de aficiones o intereses para alinearte con los suyos, o que reprimas tu verdadera personalidad para evitar conflictos. Esta adaptación es un mecanismo de supervivencia, pero se produce a costa de perder el contacto con lo que realmente eres. La persona que una vez supiste que eras se vuelve distante, casi como un extraño. A medida que te esfuerzas por complacer al narcisista, tus pasiones e intereses pasan a un segundo plano y te sientes vacío y desconectado de tu propia vida.

La lucha por la autoaceptación tras el abuso narcisista es desalentadora. Los sobrevivientes a menudo luchan con sentimientos de insuficiencia, comparándose con una versión idealizada de lo que eran antes del abuso. Es fácil sentirse indigno, creyendo que tu valía está ligada a la percepción de alguien que nunca te valoró de verdad. Esta batalla no es sólo con los recuerdos del pasado, sino también con la realidad presente de intentar reconstruir el sentido de uno mismo desde los cimientos. Aceptarte a ti mismo, con defectos y todo, es un viaje en sí mismo, sobre todo cuando tu sentido de la autoestima se ha visto tan profundamente sacudido.

Los narcisistas se hacen daño a sí mismos cuando abusan de sus relaciones. Nuestras relaciones más cercanas juegan un papel enorme y de apoyo en lo exitosos y realizados que podemos llegar a ser a medida que crecemos juntos. Cuando el narcisista destroza a sus compañeros más cercanos, también se destroza a sí mismo, cortando las vías que le aportarán más alegría y satisfacción en su vida. Podríamos comparar esto con jugar a un deporte de equipo, en el que el miembro más influyente y fuerte del equipo puede añadir un valor extremo a sus compañeros cuando colabora, o convertirse en el mayor obstáculo para el éxito del equipo cuando esa persona cree que es la única que cuenta. No ganamos en este juego de la vida yendo solos y destruyendo las vidas de los demás por el camino.

2.2 Manipulación y control emocional

La manipulación emocional a manos de un narcisista puede sentirse como estar atrapado en una telaraña, en la que cada hilo que se tira se tensa en torno a su sentido de la agencia y la autoestima. Los narcisistas emplean varias tácticas para mantener este control, influyendo sutilmente en tus emociones y acciones para satisfacer sus deseos. Uno de los métodos más insidiosos es el chantaje emocional. Consiste en jugar deliberadamente con tus emociones para obligarte a obedecer. Por ejemplo, un narcisista puede amenazarte con autolesionarte o retirarte el afecto si no te ajustas a sus deseos, haciéndote sentir obligado a consentir para evitar un daño o una pérdida percibidos. Esta manipulación no siempre es abierta; puede manifestarse a través de sutiles viajes de culpabilidad o amenazas veladas, dejándote atrapado en un ciclo de conformidad.

Otra táctica común es la tendencia del narcisista a hacerse la víctima. Esta estrategia les permite eludir la responsabilidad de sus actos al presentarse como la parte perjudicada. Al presentarse como incomprendidos o injustamente tratadosdespiertan simpatía y desvían las críticas. Esta manipulación puede hacerte sentir responsable de su estado emocional, empujándote a priorizar sus necesidades sobre las tuyas. En estos casos, es posible que te disculpes por cosas que no has hecho o que hagas todo lo posible por aliviar su supuesto sufrimiento. La vulnerabilidad fingida del narcisista se convierte en una herramienta de control, que te mantiene atrapado en su narrativa y eclipsa tus propias necesidades y sentimientos.

La culpa y la vergüenza son poderosas palancas en la caja de herramientas del narcisista. Explotan estas emociones para profundizar su control sobre ti, utilizando tu propia conciencia como arma. Pueden hacerte sentir responsable de su felicidad o estabilidad emocional, como si su estado de ánimo fuera reflejo directo de tus acciones. Esta manipulación puede llevar a un sentimiento de culpa generalizado, en el que interiorizas culpa de cualquier resultado negativo en la relación. La capacidad del narcisista para trasladarte la responsabilidad a ti fomenta un ciclo de autorreproches y ansiedad, lo que dificulta que hagas valer tus límites o expreses tu desacuerdo. Con el tiempo, esto puede erosionar tu sentido de autonomía personal, dejándote sintiéndote impotente y dependiente de su aprobación.

El impacto psicológico de este control es profundo y a menudo deja cicatrices duraderas. A medida que el narcisista estrecha su cerco, puedes empezar a perder de vista tu propia autonomía, sintiéndote como si fueras una mera extensión de su voluntad. Esta dependencia puede manifestarse como una reticencia a tomar decisiones independientes o una necesidad constante de validación. El miedo a las represalias o a que te retiren el afecto te mantiene atado, ahogando tu capacidad para actuar libremente o expresar tus opiniones. Esta pérdida de autonomía no es sólo una cuestión de control; se trata de despojarte de tu sentido de la autodeterminación, dejándote atrapado en una realidad dictada por los caprichos del narcisista.

Reconocer estas tácticas es crucial para recuperar el control sobre tu vida. La conciencia es la primera línea de defensa contra la manipulación. Al identificar los patrones de chantaje emocional o el juego de víctima, puede empezar a desenredarse de la red de control. Establecer límites personales claros es una estrategia eficaz para resistirse a la manipulación. Estos límites definen qué comportamientos aceptarás y cuáles no, y sirven de barrera protectora contra nuevas intrusiones. Es comunicar estos límites de forma clara y coherente, reforzándolos con acciones y no sólo con palabras. Esto puede implicar limitar el contacto con el narcisista o negarse a entablar conversaciones que deriven en un reparto de culpas.

Buscar perspectivas externas también puede ser muy valioso para resistirse a la manipulación emocional. Los amigos de confianza o los profesionales de la salud mental pueden ofrecer una visión objetiva de la situación, ayudándole a ver la manipulación tal y como es. Estas voces externas pueden ofrecerte apoyo y validación, apoyándote en realidad cuando las tácticas del narcisista nublan tu juicio. Es importante recordar que no estás solo en esta lucha; pedir ayuda es un signo de fortaleza, no de debilidad. Si te rodeas de una red de apoyo, podrás desarrollar la resistencia necesaria para resistir los intentos del narcisista de dominar tus emociones.

Liberarse de las garras de la manipulación emocional es un proceso que requiere paciencia y perseverancia. Se trata de recuperar tu autonomía y redescubrir tu voz, paso a . A medida que establezcas límites y busques apoyo, recuperarás gradualmente la confianza para mantenerte firme frente a la manipulación.

2.3 Aislamiento: Liberarse de las garras del narcisista

Imagina que estás en una pequeña isla, rodeado de aguas infinitas, sin ningún puente a la vista que te conecte con el mundo exterior. Así es el aislamiento en una relación narcisista. Los narcisistas tejen hábilmente una red que te de amigos, familiares y de cualquiera que pueda ofrecerte apoyo. Lo hacen mediante tácticas sutiles, como expresar celos por el tiempo que pasas con otras personas o criticar a quienes te importan. Poco a poco, te encuentras a ti mismo inventando excusas para evitar compromisos sociales, temiendo la reacción violenta de su desaprobación. Es un proceso lento, que suele pasar desapercibido hasta que te das cuenta de lo solo que te has quedado. La red de apoyo en la que una vez confiaste se siente distante, y el aislamiento se profundiza, permitiendo al narcisista un mayor control sobre tu vida.

El impacto emocional de este aislamiento es profundo. La soledad se convierte en una compañera constante, que susurra recordatorios de abandono e indignidad. Sin el consuelo de amigos o familiares de confianza, es posible que empieces a cuestionar tus propios valores y a dudar de si realmente le importas a alguien. Esta soledad puede conducir a una pérdida de confianza social, haciendo que la idea de llegar a alguien parezca desalentadora. La ausencia de perspectivas externas significa que sólo tienes la realidad distorsionada del narcisista para guiarte, afianzando aún más su influencia. Puede que te sientas atrapado, como si el mundo te hubiera cerrado sus puertas, dejándote navegar solo por las tumultuosas aguas.

En el peor de los casos, un narcisista puede atraerte a un grupo de culto que se ha aislado de la sociedad para mantener el control y la manipulación sobre sus miembros. Como se suele decir: "La unión hace la fuerza". Esta afirmación es cierta. Sin embargo, cuando es utilizada por personalidades narcisistas, les proporciona un mayor aislamiento para mantener el control sobre su propia familia, y para mantener a los miembros de su familia aislados de las personas que les quieren y les apoyan. He experimentado personalmente este comportamiento insidioso, ya que un miembro de mi propia familia fue arrastrado a esta red y atrapado durante 14 años. El efecto perjudicial que tiene en los miembros de la familia dentro de la secta, así como en los miembros de la familia que han sido alejados, es devastador. Se necesitan muchos, muchos años para que todos los implicados superen este abuso. No caigas en la trampa de la secta; es mucho más difícil que recuperes tu libertad una vez dentro de un grupo de esta naturaleza.

Reconstruir las conexiones después de un aislamiento así no sólo es beneficioso, sino vital para tu recuperación. Comienza con pequeños pasos deliberados. Ponerse en contacto con amigos de confianza, aunque sólo sea con un simple mensaje o una llamada telefónica, puede iniciar el proceso de volver a establecer una red de apoyo. Estas son las personas que te conocían antes de que cayera la sombra del aislamiento, y pueden ayudarte a recordar quién eres más allá de la influencia del narcisista. Compartir tus experiencias con ellos a tu propio ritmo puede aportarte una sensación de alivio y validación. Recuerda que está bien apoyarse en los demás. Ellos quieren estar ahí para ti, y tu ayuda puede ser un proceso de curación para ellos también.

Unirse a grupos comunitarios ofrece otra vía para volver a conectar con el mundo. Estos grupos ofrecen un espacio donde conocer gente nueva y compartir intereses, ya sea un club de lectura, una clase de gimnasia o un grupo de aficiones. Estas actividades pueden ayudar a recuperar la confianza social, ofreciendo oportunidades para interactuar con otras personas en un entorno no amenazador. Formar parte de una comunidad te recuerda que no estás solo y puede reavivar pasiones que pueden haber sido sofocadas por el aislamiento. Se trata de redescubrir la alegría de las experiencias compartidas y aprender a confiar de nuevo en el mundo.

La comunidad desempeña un papel crucial en la curación del abuso narcisista. Participar en actividades de grupo, ya sea en persona o en línea, le conecta con otras personas que entienden su viaje. Participar en foros en línea, especialmente los dedicados a los sobrevivientes de abuso narcisista, puede ser particularmente de apoyo. Estos foros ofrecen una plataforma para compartir historias, buscar consejo y encontrar consuelo sabiendo que otros han recorrido un camino similar. El anonimato de las interacciones en línea puede ser reconfortante, ya que te permite expresarte libremente sin temor a ser juzgado. Aquí encontrará empatía y aliento, que le ayudarán a reconstruir los lazos sociales que el aislamiento intentó cortar.

El camino para salir del aislamiento puede parecer desalentador, pero cada paso recuperarás una parte de ti mismo que habías perdido. Se trata de abrir puertas que creías cerradas y de encontrar la fuerza en las conexiones que has establecido. Cuando salgas al mundo, recuerda que no te define el aislamiento que sufriste. Tienes el poder de reconstruir, de reconectar y de encontrar una comunidad que te eleve y te apoye, no importa en qué punto de tu viaje de recuperación te encuentres.

2.4 Comprender la ira narcisista y las represalias

La rabia narcisista es un arrebato intenso y repentino de ira o agresividad que puede pillarle desprevenido. A menudo ocurre cuando el narcisista percibe una amenaza a su autoestima o control. Esta amenaza percibida puede ser algo tan simple como un desacuerdo, o tan importante como un desafío a su autoridad. La rabia sirve como mecanismo de defensa, una forma de reafirmar el dominio y sofocar cualquier insubordinación percibida. Imagina un volcán, inactivo y aparentemente pacífico, hasta que la presión aumenta hasta el punto de entrar en erupción. Eso es la rabia narcisista, una respuesta volátil al más mínimo desafío a su exagerada autoestima. Comprender estos factores desencadenantes puede ayudarle a anticiparse a estos arrebatos, pero no por ello son menos aterradores.

Cuando el control de un narcisista se ve amenazado, sus reacciones suelen ir más allá de la simple ira. Las represalias se convierten en su arma preferida, dirigida a castigar a quienes se atreven a desafiar su autoridad. Una táctica común es la campaña de desprestigio. En este caso, el narcisista difunde historias falsas o exageradas para dañar su reputación. Esto puede ocurrir dentro de los círculos sociales, en el trabajo o incluso dentro de la familia, donde el narcisista busca poner a los demás en tu contra. Es un movimiento calculado diseñado para aislar y socavar tu red de apoyo, haciéndote más dependiente de ellos. La manipulación financiera es otra táctica, especialmente potente si compartes recursos o dependes económicamente de él. Pueden retener dinero o sabotear tu estabilidad financiera para mantener el control, haciéndote sentir atrapado e impotente.

El impacto de la ira narcisista puede ser devastador. Las víctimas a menudo se encuentran caminando sobre cáscaras de huevo, temiendo el próximo estallido y las consecuencias que podría traer. Este miedo puede conducen al retraimiento emocional, en el que te repliegas sobre ti mismo para evitar el conflicto. La anticipación constante de la rabia crea un ambiente de alto estrés, erosionando tu sensación de seguridad y bienestar. Es posible que empieces a cuestionar tus acciones, preguntándote si tienes la culpa de haber provocado tanta furia. Esta internalización de la culpa es una respuesta común, ya que la rabia del narcisista a menudo se siente abrumadora e injustificada.

Para hacer frente a la ira narcisista, es crucial desarrollar estrategias que protejan su bienestar emocional y físico. Las técnicas de desescalada son herramientas valiosas para gestionar los enfrentamientos, como mantener la calma, evitar los desafíos directos y utilizar un lenguaje neutro para rebajar la tensión. Se trata de minimizar el compromiso sin ceder el control, y de encontrar formas de alejar la interacción del conflicto. A veces, sin embargo, la mejor estrategia es retirarse por completo de la situación, si se considera seguro hacerlo. La distancia física puede aportar claridad emocional y reducir la amenaza inmediata de represalias.

También deben considerarse las opciones de protección legal, especialmente si la ira se intensifica hasta llegar a las amenazas o la violencia. Conocer sus derechos legales y solicitar órdenes de alejamiento u otras medidas de protección puede ofrecerle una sensación de seguridad. Consultar con profesionales del derecho puede aclarar sus opciones y permitirle tomar las medidas necesarias para protegerse. Es importante reconocer que buscar protección legal no es un signo de debilidad; es un paso proactivo para garantizar tu seguridad y establecer límites que el narcisista se vea obligado a respetar.

Mientras te enfrentas a estos retos, recuerda que no estás solo. El impacto de la rabia narcisista es profundo, pero no te define a ti ni a tu valor. Usted tiene la fuerza para protegerse y buscar una vida libre de miedo e intimidación. Frente a la rabia y las represalias, tu resistencia es un testimonio de tu valor, y cada paso que das hacia la seguridad y la autonomía es una victoria en sí misma.

2.5 Estrés crónico y ansiedad

La sombra del estrés se cierne sobre la vida de cualquier persona que navega por las secuelas del abuso narcisista. Este estrés no es sólo una nube pasajera; se instala, afectando tanto a tu bienestar mental como físico. Imagina que tu cuerpo está constantemente en alerta máxima, como si una amenaza invisible estuviera siempre en el horizonte. Este elevado estado de alerta puede provocar cambios fisiológicos, como un aumento de la frecuencia cardiaca, que se siente como un tambor que late insistentemente en el pecho. Tampoco es raro experimentar trastornos del sueño, en los que la mente se niega a calmarse, repitiendo conversaciones pasadas y anticipando conflictos futuros. El impacto en la salud física puede ser profundo, manifestándose en forma de dolores de cabeza, problemas digestivos e incluso un sistema inmunitario debilitado. Con el tiempo, este estrés crónico debilita las defensas naturales del organismo, haciéndolo más susceptible a la enfermedad y la fatiga.

Las implicaciones para la salud mental del estrés y la ansiedad continuos son igualmente significativas. Vivir bajo la presión constante de la manipulación narcisista puede exacerbar las condiciones de salud mental existentes o dar lugar a otras nuevas. La ansiedad se convierte en un compañero constante, susurrando temores de inadecuación y fracaso. La depresión puede invadirnos y ensombrecer momentos que antes nos llenaban de alegría. Para algunos, el estrés de soportar el abuso narcisista puede incluso conducir a síntomas de trastorno de estrés postraumático (TEPT), donde la mente permanece atrapada en un bucle de traumas pasados, incapaz de seguir adelante. Estas luchas por la salud mental pueden resultar abrumadoras, como si se estuviera atrapado en una tormenta sin refugio a la vista. La carga emocional es pesada y mina la energía y la motivación, haciendo que incluso las tareas más sencillas parezcan insuperables.

Ante el estrés crónico y la ansiedad, recuerda que pedir ayuda es un signo de fortaleza, no de debilidad. En

Se necesita valor para reconocer tus dificultades y buscar apoyo. Mientras exploras estos mecanismos de afrontamiento, ten paciencia contigo mismo. La curación no es un proceso lineal y no pasa nada si hay contratiempos en el camino. Celebra las pequeñas victorias y concédete la gracia de trabajar hacia la paz y la estabilidad. Te mereces sentirte tranquilo y seguro de ti mismo, libre del agarre constante del estrés y la ansiedad.

CAPÍTULO 2 RESUMEN

Impacto emocional en la persona maltratada

- duda de sí mismo
- pérdida de identidad
- sentirse inadecuado
- sentirse indigno
- culpa y vergüenza
- necesidades insatisfechas
- pérdida de autonomía
- soledad
- cuestionar su valor
- caminando sobre cáscaras de huevo
- miedo a las represalias

- estrés crónico y ansiedad
- enfermedades mentales
- codependencia

Capítulo 3:

Liberarse de patrones tóxicos

Imagínese sentado en su cafetería favorita: El aroma de los granos recién molidos está en el aire y el zumbido reconfortante de las conversaciones tranquilas te rodea, pero tu mente vuelve a una discusión familiar de la noche anterior. Es la misma discusión que has tenido infinidad de veces, con la misma tensión no resuelta entre tú y tu pareja. Reconocer estos ciclos tóxicos recurrentes es el primer paso para de ellos. Estas pautas se manifiestan a menudo como ciclos de conflicto y reconciliación, en los que la chispa inicial del desacuerdo se ve rápidamente amortiguada por resoluciones temporales que nunca abordan la raíz del problema. Es posible que te encuentres emocionalmente dependiente, confiando en estos breves momentos de paz para mantener la relación, a pesar de saber que es sólo cuestión de tiempo hasta la próxima discusión.

3.2 Codependencia

La dependencia emocional puede ser un factor silencioso pero potente de estos ciclos. Es esa sensación de necesitar la validación de otra persona para sentirse completo, para sentirse seguro. Esta dependencia a menudo surge de un lugar de vulnerabilidad, donde tu autoestima está atada a la opinión de otra persona. Puede que notes que buscar constantemente la aprobación, doblegando tus necesidades para que encajen en el molde de lo que crees que mantendrá la paz. Esta dependencia puede impedirte ver la naturaleza malsana de la relación, ya que el miedo a perder esa validación eclipsa la realidad de la disfunción. Es un equilibrio delicado, en el que la comodidad de la familiaridad suele pesar más que la incomodidad del cambio.

Reconocer los signos de la codependencia es crucial para comprender estos patrones. La codependencia es algo más que dependencia; es una necesidad profundamente arraigada de obtener la autoestima del cuidado y la aprobación de los demás. Es posible que priorices las necesidades de tu pareja sobre las tuyas, sacrificando tus deseos personales para mantener la armonía. Esto puede manifestarse como una necesidad constante de aprobación o una falta de voluntad para expresar sus propias necesidades por miedo al conflicto. Puede que incluso idealices a tu pareja, pasando por alto sus defectos y permitiendo sus comportamientos dañinos. Esta dinámica puede hacer que te sientas atrapado en un ciclo en el que tu identidad gira en torno a la relación, en lugar de existir independientemente dentro de ella.

Reflexionar sobre experiencias pasadas puede arrojar luz sobre cómo se formaron estos patrones. Tal vez su infancia estuvo marcada por necesidad de complacer a los demás, algo que aprendió observando las relaciones de sus padres, en las que el sacrificio propio era la norma. Estas experiencias tempranas determinan la forma de interactuar con los demás, que a menudo se traslada a las relaciones adultas. Comprender que estos patrones son comportamientos aprendidos puede ser fortalecedor, ya que te permite tomar el control y hacer cambios conscientes. Reconocer la influencia de tu pasado te permite abordar las causas profundas de tus comportamientos actuales, cambiando la narrativa de la impotencia por la del empoderamiento.

Ejercicio interactivo: Hoja de trabajo de patrones de relación

Tómate un momento para reflexionar sobre tus relaciones pasadas y presentes. Utilizando un diario o una hoja de papel, elabore una hoja de trabajo en la que describa los patrones recurrentes que ha observado. Ten en cuenta las siguientes sugerencias para guiar tu reflexión:

- ¿Cuáles son los argumentos o problemas más comunes que surgen repetidamente?

- ¿Cómo te sientes después de estos conflictos? ¿Perduran estos sentimientos?

- Identifica cualquier dependencia emocional: ¿buscas aprobación o validación?

- Piense en relaciones anteriores o en dinámicas familiares que puedan reflejar estos patrones.

Escribir estas reflexiones puede ayudarte a visualizar los patrones, sirviendo como punto de partida para el cambio.

Evaluar su comportamiento en las relaciones mediante una autoevaluación puede poner de manifiesto las áreas que necesitan un cambio. Esto implica observar cómo interactúas con tu pareja, amigos o familiares e identificar dónde surgen estos patrones. No se trata de culpar a nadie, sino de comprender la dinámica en juego. Al reconocer estos patrones, te capacitas para tomar decisiones informadas, allanando el camino hacia unas relaciones más sanas que prioricen el respeto mutuo y la individualidad. Al embarcarte en este proceso, recuerda que el cambio comienza con la toma de conciencia, y que cada paso que das es un paso hacia la liberación de los ciclos que ya no te sirven.

Sé que mantener y conservar la paz a toda costa es tentador, pero esto sólo erosionará aún más tu autoestima y tu amor propio. Te mantendrá atrapado en la trampa de creer que vale la pena regalar cada pedacito de tu independencia para complacer al narcisista. Recuerda que nunca les complacerá tu codependencia ni ningún otro intento de autoconservación. Sólo les permite estrechar su control sobre ti. La codependencia puede convertirse en un hábito difícil de romper cuando intentas recuperar tu vida y tu valía.

He tenido mis propias batallas con ser un "complaciente de la gente". Si te sientes identificado, es posible que este rasgo de la personalidad haya comenzado en tu infancia, como me ocurrió a mí. Luego se arraiga profundamente en la vidahasta el punto de que es difícil de esta mentalidad. Me he dado cuenta de mi trabajo no consiste en intentar complacer a los demás. En lugar de eso, dedico mi tiempo y energía a convertirme en la mejor persona que puedo ser, y trato a los demás como quiero que me traten a mí. Eso es suficiente, y yo soy suficiente. Date cuenta de que tú también eres suficiente. No tienes por qué conformarte con lo que los demás creen que deberías ser.

3.3 Superar el miedo a la confrontación

La confrontación puede ser como estar al borde de un precipicio, asomándose a lo desconocido. El miedo que se apodera de uno en esos momentos suele provenir de ansiedades profundamente arraigadas sobre el rechazo o el abandono. Es un miedo arraigado en la creencia de que hablar podría romper los lazos, dejándote aislado y vulnerable. A muchos de nosotros nos enseñan desde pequeños que la armonía es más importante que el conflicto, lo que nos lleva a ser reacios a expresar nuestra disconformidad. Este miedo puede convertirse en una profecía autocumplida, en la que evitar la confrontación permite que los patrones tóxicos persistan sin control. La incomodidad de la confrontación se cierne sobre ti, impidiéndote a menudo abordar cuestiones que necesitan solución.

Sin embargo, abordar estas cuestiones de frente puede transformar las relaciones de frágiles a firmes. La confrontación sana no consiste en el conflicto por el conflicto; se trata de fomentar un entorno en el que prospere la honestidad. Al abordar los problemas directamente, se abre la puerta al respeto mutuo, en el que ambas partes se sienten escuchadas y valoradas. Este intercambio refuerza los vínculos y fomenta una cultura de comunicación abierta. Imagina un espacio donde puedas expresar tus sentimientos sin miedo a represalias y donde tus necesidades se reconozcan como válidas. Un entorno así fomenta el crecimiento, transformando las relaciones en refugios de comprensión y apoyo.

Abordar la confrontación con calma y de forma constructiva requiere preparación y práctica. Empiece representando conversaciones difíciles con un amigo de confianza o incluso a solas. Este ejercicio le ayudará a anticipar posibles reacciones, lo que le permitirá afinar sus respuestas. Otra herramienta valiosa es preparar de antemano los temas de conversación. Al organizar tus ideas, te aseguras de que tu mensaje sea claro y esté centrado, evitando las trampas del agobio emocional. Piense en lo que quiere conseguir de la conversación y céntrese en expresar sus necesidades, en lugar de insistir en agravios pasados. Este cambio de enfoque puede ayudar a crear un diálogo constructivo que dé prioridad a la resolución frente a la recriminación.

Para desarrollar la confianza en la autodefensa es necesario practicar en situaciones de bajo riesgo. Piensa en situaciones de tu vida cotidiana en las puedas hacer valer tus necesidades sin correr riesgos significativos. Puede ser algo tan sencillo como expresar tus preferencias en un restaurante o expresar tu opinión en una discusión de grupo. Practicar la asertividad en estas situaciones te ayudará a desarrollar las habilidades necesarias para enfrentarte a situaciones más difíciles. Recuerda, la asertividad no es agresión. Se trata de expresar tus necesidades y deseos con respeto y seguridad, confiando en tu voz merece ser escuchada. A medida que te sientas más cómodo en estos entornos más reducidos, verás cómo aumenta tu confianza en conversaciones más importantes.

El camino hacia la superación de la ansiedad ante la confrontación tiene tanto que ver con el cambio interno como con la acción externa. Implica cuestionar las narrativas internas que equiparan la confrontación con el conflicto y la aceptación con el silencio. Al replantear la confrontación como un camino hacia la claridad y el respeto, uno se capacita para liberarse de las cadenas del miedo. Este cambio de perspectiva hace que la confrontación deje de ser una amenaza y se convierta en una oportunidad para hacer valer tus necesidades, fortalecer tus relaciones y reclamar tu voz. Mientras practicas estas habilidades, recuerda que cada paso adelante es una victoria, un testimonio de tu resistencia y compromiso con el crecimiento personal.

Pasos de bebé te llevarán a donde quieres ir. Puede que sea lento, pero es constante. En este caso, puedes ser asertivo sin ser agresivo ni irrespetuoso. Como dice el refrán: "Se cazan más moscas con miel que con vinagre". Es mejor derribar los muros de la actitud defensiva que provocar que la otra persona contraataque y se defienda de un peligro imaginario. Se puede ser honesto y firme sin ser agresivo ni prepotente. Esto demuestra respeto hacia el otro y respeto hacia uno mismo. No siempre tenemos que tener razón, ni pensar que nuestras opiniones son las únicas que cuentan.

3.4 El Método de la Roca Gris: Cómo tratar con narcisistas

Imagina estar en una habitación llena de conversaciones vibrantes y risas resonando a tu alrededor, pero sintiendo la necesidad de mezclarte en el fondo, desapercibido y anodino. Esta es la esencia del método de la roca gris, una estrategia diseñada para minimizar las interacciones con narcisistas volviéndose lo menos interesante posible (Fletcher, 2022). Consiste en ofrecer respuestas cortas y no comprometidas que eliminan cualquier recompensa emocional que el narcisista pueda buscar. Ante las preguntas inquisitivas o los comentarios manipuladores de un narcisista, respuestas como "Ya veo" o "Qué interesante" ofrecen poco a lo que aferrarse. La técnica fomenta el distanciamiento, lo que le permite mantener la distancia emocional y proteger su bienestar.

Saber cuándo y cómo utilizar el método de la roca gris es crucial. Es especialmente eficaz en entornos en los que cortar el contacto no es factible, como el trabajo o las reuniones familiares. En el lugar de trabajo, donde hay que mantener la profesionalidad, emplear este método ayuda a evitar dramas o enredos innecesarios. Cuando un colega con rasgos narcisistas intenta involucrarte en los cotilleos de la oficina o provocar una reacción, responder con un compromiso mínimo mantiene la interacción neutral y breve. Del mismo modo, durante los acontecimientos familiares en los que la dinámica puede ser compleja, esta técnica puede evitar que te enredes en viejos patrones. Se trata de crear un amortiguador, una capa protectora que te mantenga emocionalmente a salvo mientras cumples con tus obligaciones sociales.

Sin embargo, el método de la roca gris tiene sus limitaciones. No es una solución integral para lidiar con el comportamiento narcisista, ni es eficaz en todos los escenarios. Si estás en una situación en la que la seguridad es una preocupación o el comportamiento narcisista se vuelve abusivo, este método puede no ser suficiente. Es importante reconocer cuándo es necesaria una acción más directa, como establecer límites firmes o buscar ayuda externa. El método de la roca gris funciona mejor como medida temporal para mantener la paz sin sacrificar tu salud emocional. Se trata de saber cuándo utilizarlo como una retirada táctica y no como una estrategia permanente.

Los beneficios del método de la roca gris van más allá de la resolución inmediata de conflictos. Al emplear sistemáticamente este enfoque, proteges tu energía emocional y reduces la probabilidad de que se intensifiquen los enfrentamientos. Los narcisistas se nutren de las reacciones emocionales y las utilizan para alimentar su sensación de control.

e importancia. Al privarles de este combustible, disminuyes efectivamente su atención e influencia sobre ti. Esta reducción del compromiso puede conducir a una coexistencia más pacífica, en la que tus recursos emocionales se preservan para interacciones más satisfactorias y significativas. Se trata de recuperar tu espacio emocional, lo que te permite centrarte en lo que de verdad importa sin dejarte arrastrar por dramas innecesarios.

El narcisista es adicto a la creación de drama, por lo que el menos combustible que añadir a su fuego, mejor será usted. El drama parece ser una droga de la que nunca se sacian, y mientras puedan seguir creando escenarios dramáticos, conseguirán su "dosis" hasta su próximo antojo adictivo. Cualquier cosa que digas que pueda amenazar su poder sobre ti o alejarles de su "droga" puede y será utilizada en tu contra. No les des combustible dándoles respuestas pasivas, y el fuego no podrá seguir ardiendo. Aunque tengas respuestas que tengan todo el sentido del mundo y que puedan beneficiarles, nunca te permitirán expresarte, ya que es una amenaza a su control sobre ti. No participes en sus juegos emocionales y manipuladores. Busca en tu grupo de apoyo a otras personas con las que puedas expresarte y que te muestren el respeto que mereces. Esto reforzará tu confianza en ti mismo y tu autoestima.

3.5 El arte de poner límites

Comprender la importancia de los límites es una piedra angular para cultivar relaciones sanas y salvaguardar el bienestar personal. Los límites funcionan como escudos invisibles que protegen el tiempo y la energía personales para que no se vean mermados por las exigencias de los demás. Cuando impones límites, creas un espacio seguro en el que se respetan tus necesidades, lo que te permite cultivar tu identidad sin miedo a que te invadan. Esta protección es vital, ya que evita el agotamiento y el resentimiento, que son trampas comunes cuando los límites son porosos o inexistentes. Sin estos límites, puede que te encuentres dando constantemente, pero sintiéndote vacío y poco apreciado, un ciclo que acaba por agotar tu espíritu. Establecer límites no consiste sólo en decir no a los demás, sino también en decirse sí a uno mismo, afirmando el derecho a existir como individuo con necesidades y deseos únicos.

Definir los límites personales requiere introspección y claridad sobre lo que realmente te importa. Empieza por identificar tus propias necesidades y límites, teniendo en cuenta tanto los aspectos físicos como los emocionales. Los límites físicos tienen que ver con el espacio personal, la intimidad o la gestión del tiempo, mientras que los emocionales se refieren a los sentimientos, pensamientos y creencias. Reconocer cuáles son tus límites personales también es crucial, ya que son los no negociables que protegen tus valores fundamentales y tu bienestar. Pregúntate qué comportamientos consideras inaceptables y qué acciones o palabras cruzan la línea para ti. Este autoconocimiento te permite comunicar tus límites con claridad y confianza, sentando las bases para interacciones más sanas. Se trata de comprender lo que necesitas para sentirte seguro y respetado, y de tener el valor de expresar esas necesidades sin disculparte.

Los retos a la hora de establecer límites son habituales, pero no insuperables. Uno de los mayores obstáculos es la resistencia de los demás. Las personas acostumbradas a tener acceso ilimitado a tu tiempo y energía pueden reaccionar negativamente cuando empiezas a imponer tus límites. Pueden acusarte de ser egoísta o de no cooperar, e intentar manipularte para que vuelvas a obedecer. Es importante que te mantengas firme y reconozcas que su malestar se debe a un cambio en la dinámica, no a que hayas actuado mal. Otro reto es mantener los límites con coherencia. Puede ser tentador relajar tus límites ante la presión o la culpa, pero hacerlo socava tus esfuerzos y te envía a una situación mixta.

señales. Mantente firme en tu decisión, recordándote a ti mismo las razones que hay detrás de tus límites y la paz que aportan.

Comunicar los límites con eficacia es un arte que implica asertividad y respeto. El uso del "yo" es una técnica poderosa que permite expresar las necesidades sin culpar a nadie. Por ejemplo, decir: "Necesito tiempo a solas para recargar pilas" es más eficaz que: "Siempre me estás molestando". Este enfoque se centra en tu experiencia más que en el comportamiento de la otra persona, lo que reduce la actitud defensiva y fomenta la comprensión. Establecer consecuencias para las violaciones de los límites es igualmente importante, ya que refuerza la seriedad de tus límites. Explica claramente qué ocurrirá si no se respetan tus límites y cúmplelo sistemáticamente. Puede implicar dar un paso atrás en la relación o limitar las interacciones hasta que se establezca el respeto mutuo. Si expresas tus límites de forma asertiva y respetuosa, estarás sentando las bases para unas relaciones más sanas y equilibradas. Recuerda que los límites no consisten en levantar muros, sino en crear un espacio seguro en el que puedan prosperar el respeto y la comprensión mutuos.

Si te mantienes firme, podrás recuperar el territorio que has perdido anteriormente al ver invadidos tus límites una y otra vez. Establecer y mantener tus límites probablemente no será fácil, ya que al narcisista no le gusta que le cambien las reglas del juego. Sin embargo, serás mucho más feliz y te sentirás más realizado cuando seas coherente e inamovible en este empeño. No es faltarles al respeto en absoluto; es recuperar tu sentido de la autoestima y el respeto por ti mismo. Como todorequiere trabajo y determinación, pero tiene un valor incalculable.

3.6 Aplicación de la prohibición de contacto

La regla de no contacto es un paso crucial en el proceso de curación de las relaciones tóxicas, ya que ofrece un santuario frente al caos emocional que suele acompañar a estos vínculos. En esencia, la regla de no contacto implica el cese completo de la comunicación con la persona que ha causado daño, creando un espacio seguro en el que puedes empezar a sanar y reconstruir tu vida. Esto significa que no hay llamadas telefónicas, mensajes de texto, correos electrónicos o interacción en las redes sociales. Se trata de eliminar la presencia de la persona de tu vida diaria, permitiéndote centrarte en ti mismo y en tu recuperación. Esta ruptura de la comunicación no consiste en castigar o evitar; se trata de proporcionarte la distancia necesaria para ganar claridad y perspectiva. En este espacio, libre de la influencia de la relación tóxica, puedes empezar a redescubrir quién eres y qué necesitas para seguir adelante.

Los beneficios psicológicos de aplicar la regla del no contacto son profundos. Al cortar la comunicación, reduces los desencadenantes emocionales que pueden mantenerte anclado en el dolor y la confusión del pasado. Sin el bombardeo constante de mensajes o la ansiedad de los encuentros esperados, puedes empezar a respirar con más facilidad, encontrando la paz en la ausencia de agitación. Este espacio te permite ganar perspectiva sobre la relación, con ojos más claros. Liberado de la niebla emocional, puedes evaluar la dinámica más objetivamente, comprendiendo lo que era perjudicial y por qué prosperaba. Esta claridad es vital para el crecimiento personal, ya que te ayuda a reconocer patrones y a tomar decisiones informadas sobre futuras relaciones. Es un periodo de reflexión y autodescubrimiento en el que puedes centrarte en sanar y recuperar tu sentido de ti mismo sin la interferencia del pasado.

Sin embargo, no mantener el contacto puede plantear sus propios problemas. Los conocidos mutuos pueden tender un puente sin querer, trayendo noticias o actualizaciones preferirías evitar. Es

Es importante que comuniques tu necesidad de espacio a quienes te rodean, pidiéndoles que respeten tus límites y no transmitan información. Esto puede resultar difícil, pero es un paso necesario para garantizar que tu curación no se vea interrumpida. Otro reto es el impulso natural de buscar ayuda, especialmente en momentos de soledad o duda. Estos impulsos son normales y pueden ser intensos, alimentados por recuerdos de tiempos mejores o la esperanza de reconciliación. Superar estos impulsos requiere autodisciplina y recordar las razones por las que se ha prohibido el contacto. Considera la posibilidad de escribir un diario sobre tus sentimientos o de pedir apoyo a un amigo de confianza, ya que ambas cosas pueden reconfortarte y reforzar tu compromiso con la curación.

Para aplicar eficazmente la regla de no contacto, un enfoque sistemático puede ayudar a garantizar su éxito. Empieza por eliminar a esa persona de tus redes sociales, eliminando la tentación de consultar sus perfiles o interactuar con sus contenidos. Este paso ayuda a evitar interacciones accidentales y reduce el impacto emocional de ver sus actualizaciones. A continuación, bloquea sus números de teléfono y correos electrónicos, creando una barrera que impida la comunicación no deseada. Este acto de bloqueo es una declaración de autopreservación, un compromiso para priorizar tu bienestar sobre los restos de una conexión tóxica. Si compartes espacios comunes, como entornos laborales o grupos sociales, establece límites claros. Informa a los que te rodean de tu decisión y, si es necesario, ajusta tus rutinas para minimizar el contacto. Se trata de construir una vida en la que te sientas seguro y en control, libre de las sombras de la toxicidad del pasado.

Recuerda que la regla del no contacto es una herramienta de curación, no una cura mágica. Requiere paciencia y perseverancia, ya que la ausencia de contacto puede sentirse al principio como un vacío. Sin embargo, con el tiempo, este espacio se llenará de autoconciencia, fuerza y nuevos comienzos. Es un camino de autodescubrimiento y empoderamiento en el que puedes centrarte en lo que de verdad importa: tu crecimiento y tu felicidad. Cada día sin

El contacto es un paso hacia un futuro sin ataduras con el pasado, en el que podrás prosperar a la luz de la claridad y la paz recién descubiertas.

Ciertamente, el no contacto puede ser difícil si usted ha estado en una relación con el narcisista durante mucho tiempo y / o tienen hijos juntos. No importa su situación, es posible lograr el no contacto con un poco de planificación, y los beneficios para usted será mucho mayor que todo el conflicto emocional.

3.7 La crianza compartida con un ex narcisista

La co-paternidad con un ex narcisista es como navegar en un mar turbulento, donde cada ola trae un nuevo desafío. El viaje está plagado de dificultades, ya que a menudo entran en juego estilos de crianza incoherentes y tácticas manipuladoras. Uno de los padres puede esforzarse por crear un entorno enriquecedor, haciendo hincapié en la estabilidad y la rutina, mientras que el otro puede socavar estos esfuerzos con comportamientos impredecibles e interesados. El ex narcisista puede utilizar al niño como peón en un juego de poder, empleando tácticas para crear tensión y discordia. Esta manipulación puede adoptar muchas formas, desde hablar mal del otro progenitor hasta saltarse las normas para aparecer como el progenitor "divertido". Este comportamiento tensa la relación de coparentalidad y confunde y angustia al niño, que queda atrapado en el fuego cruzado.

En medio de este caos, la coherencia se convierte en el ancla que mantiene al niño con los pies en la tierra. Mantener reglas y rutinas constantes es crucial para proporcionar una sensación de seguridad y previsibilidad. Los niños prosperan en entornos en los que saben qué esperar, y esta estabilidad fomenta una sensación de seguridad y confianza. Establecer pautas claras para la hora de acostarse, los deberes y las actividades de ocio puede ayudar a crear un entorno estructurado, apoyar el bienestar emocional y psicológico del niño. La coherencia no es sólo cuestión de normas; se trata de reforzar el sentimiento de pertenencia y estabilidad del niño, incluso cuando las circunstancias externas son tumultuosas. Al ofrecer esta estabilidad, usted ayuda a proteger al niño de las turbulencias emocionales de las tácticas de un padre narcisista.

Una coparentalidad eficaz requiere un enfoque estratégico para gestionar la dinámica y proteger al mismo tiempo la propia salud emocional. Es esencial establecer límites claros de comunicación. Esto puede significar limitar la comunicación a formas escritas, como el correo electrónico o los mensajes de texto, que dejan constancia de las interacciones y reducen la probabilidad de enfrentamientos. Una comunicación clara garantiza que las conversaciones se centren en las necesidades del niño y no se desvíen hacia agravios personales. Es importante mantener la calma y la compostura, evitando intercambios reactivos o emocionales que puedan ser utilizados en su contra. Considere la posibilidad de establecer reuniones periódicas para hablar de los progresos y las necesidades del niño, dando siempre prioridad a su bienestar sobre los conflictos personales. Este enfoque no sólo protege su energía emocional, sino que también sirve de modelo de comunicación respetuosa para el niño.

Navegar por las complejidades de la co-paternidad con un ex narcisista a menudo requiere apoyo externo. La orientación jurídica puede ser muy valiosa, sobre todo para garantizar que los acuerdos de custodia y las responsabilidades parentales estén claramente definidos y se mantengan. Consultar con un abogado de familia puede ayudar a aclarar sus derechos y opciones, proporcionando un marco para navegar por las disputas y proteger los intereses del niño. Además del apoyo jurídico, el apoyo emocional es crucial. Asistir a talleres de coparentalidad puede ofrecer estrategias prácticas y puntos de vista de profesionales y compañeros que entienden los retos a los que se enfrenta. Estos talleres proporcionan un sentido de comunidad, recordándole que no está solo en este viaje. Ofrecen herramientas para controlar el estrés y mejorar la comunicación, aumentando su capacidad para coparentalizar eficazmente.

Al enfrentarse a estos retos, recuerde que su resistencia y dedicación tienen un impacto significativo en el bienestar de su hijo. Mantener la coherencia, establecer límites claros y buscar apoyo proporciona una base estable para que su hijo crezca y prospere. Cada paso que dé hacia una co-paternidad eficaz es un testimonio de su compromiso con la felicidad y la seguridad de su hijo. El camino puede ser difícil, pero sus esfuerzos garantizan que el amor y la estabilidad permanezcan en el centro de la experiencia de su hijo. A medida que avance en este empeño, sepa que su fuerza y determinación conducirán a su familia hacia un futuro más brillante y armonioso.

Si el bienestar de su hijo es el objetivo principal la co-paternidad, todos saldrán beneficiados. Y lo que es más importante, su hijo se beneficiará cuando sus padres den ejemplo de un comportamiento maduro y responsable. Esta es una herramienta positiva que pueden aprender a utilizar en sus propias relaciones con amigos y familiares a medida que maduran.

RESUMEN del CAPÍTULO 3

Pasos para liberarse de patrones tóxicos

- Identifique la codependencia en su relación. Proviene de una necesidad profundamente arraigada de obtener autoestima del cuidado y la aprobación de los demás.

- Superar el miedo a la confrontación. La asertividad no es agresividad. Se trata de expresar tus necesidades y deseos con respeto y confianza, confiando en que tu voz merece ser escuchada . Reflexionar sobre el pasado experiencias pueden arrojar luz sobre cómo se formaron estos patrones.

- Pon en práctica el método de la roca gris ofreciendo respuestas como "Ya veo" o "Qué interesante", que pueden rebajar la tensión de forma eficaz. Estas frases transmiten reconocimiento sin compromiso, lo que indica que no estás interesado en seguir discutiendo.

- Comunicar los límites con eficacia. Se trata de arte que implica asertividad y respeto. Expresa tus límites con asertividad y respeto, sin disculparte.

- Pon en práctica la regla del no contacto. Esto implica el cese total de la comunicación con la persona que te ha causado daño, creando un espacio seguro en el que puedas empezar a sanar y reconstruir tu vida.

- Planificar estrategias de coparentalidad utilizando una comunicación clara para garantizar que las discusiones se centren en las necesidades del niño en lugar de descarrilar por agravios personales.

Capítulo 4:

Reconstruir la autoestima y la confianza en uno mismo

Imagínatelo: Estás en un jardín al final del invierno, mirando las ramas estériles y la tierra sin vida. Sin embargo, bajo la superficie se agita la vida, esperando a que el calor de la primavera la florecer. Al igual que este jardín, tu autoestima y tu confianza en ti mismo tienen potencial para renovarse, incluso si están maltratadas por la influencia narcisista. Este capítulo trata sobre cómo alimentar ese potencial y fomentar el crecimiento que conduce a una vida libre de las sombras del narcisismo. Se trata de plantar semillas de nuevos hábitos y cultivar un entorno de apoyo en el que puedas florecer de verdad.

Al igual que ese jardín de invierno, el entorno en el que te sumerges es crucial para tu recuperación y crecimiento. Puedes elegir entre quedarte inmerso en un paisaje sin vida o sumergirte en un paisaje lleno de vida nueva y crecimiento. Rodearte de personas y comunidades positivas que te apoyen puede actuar como una red de seguridad que te atrape cuando flaquees y te eleve cuando remontes el vuelo. Unirse a grupos de interés puede fomentar conexiones arraigadas en pasiones compartidas y respeto mutuo. Ya se trate de un club de lectura, un grupo de senderismo o una clase de arte, relacionarse con otras personas que comparten sus intereses proporciona un sentimiento de pertenencia y propósito. Estas comunidades ofrecen un espacio en el que puedes expresarte libremente, sin temor a ser juzgado o manipulado.

Se convierten en una fuente de aliento, celebran tus progresos y apoyan tu viaje.

El crecimiento personal es un proceso continuo, un viaje que requiere dedicación y esfuerzo. Establecer objetivos de desarrollo personal garantiza que el crecimiento siga siendo una prioridad en su vida. Empiece por identificar las áreas en las que desea mejorar o explorar, ya sea aprender una nueva habilidad, adoptar hábitos más saludables o profundizar en la conciencia emocional. Divida estos objetivos en pasos manejables y celebre cada logro por el camino. Este enfoque fomenta la sensación de logro y refuerza la confianza en uno mismo a medida que se va progresando. Recuerde que debe ser flexible y permitir que sus objetivos evolucionen a medida que usted lo hace. El crecimiento no es un destino, sino un proceso continuo de autodescubrimiento y mejora.

La gratitud desempeña un papel fundamental en el mantenimiento de una mentalidad positiva, especialmente en tiempos difíciles. Cultivar una práctica de gratitud puede ayudar a cambiar el enfoque de lo que te falta a lo que tienes. Llevar un diario de gratitud, en el que anotar las cosas por las que se está agradecido, puede crear una reserva de positividad a que recurrir en los días más difíciles. Compartir la gratitud con los demás, ya sea mediante una simple nota de agradecimiento o una conversación, extiende esta positividad hacia el exterior, fortaleciendo las relaciones y fomentando la comunidad. La gratitud actúa como un bálsamo que suaviza las asperezas de la adversidad y nos recuerda que, incluso en medio de la lucha, hay belleza y bondad.

Al reconocer tus victorias y cultivar la gratitud, creas una base para el crecimiento y la resiliencia continuos. Estas prácticas no sólo tienen que ver con el momento presente, sino también con la construcción de una mentalidad que apoye tu viaje hacia adelante, allanando el camino para una curación y realización más profundas. A medida que sigas aceptando estas pequeñas victorias, recuerda que cada una de ellas es un testimonio de tu fuerza y determinación, un faro que ilumina el camino hacia un futuro lleno de esperanza y posibilidades.

Construir una vida libre de la influencia narcisista comienza con la creación de hábitos nuevos y saludables que apoyen tu viaje. La práctica diaria de la gratitud es una herramienta poderosa en esta transformación. Al reconocer los aspectos positivos de tu vida, cambias el enfoque de la negatividad a la apreciación, fomentando una mentalidad que nutre la autoestima. Considere la posibilidad de empezar cada día anotando tres cosas por las que se sienta agradecido, por pequeñas que parezcan. Esta práctica entrena tu mente para buscar lo bueno, modificando gradualmente tu perspectiva.

Ejercicio de reflexión: Cultivar nuevos hábitos

Tómese un momento para reflexionar sobre los hábitos que desea cultivar. Piensa en cómo se alinean con tus valores y contribuyen a tu bienestar. Escribe algunos hábitos que te gustaría adoptar y los pasos necesarios para integrarlos en tu rutina diaria. Reflexiona sobre el impacto que estos cambios pueden tener en tu vida y sobre cómo pueden ayudarte a mejorar tu autoestima y tu confianza en ti mismo. Recuerda **que** las semillas que plantes hoy darán forma al jardín de tu mañana.

4.2 Redescubrir su identidad

Redescubrir tu identidad tras dejar una relación narcisista puede ser como despertar de un sueño largo y desorientador. Durante mucho tiempo, tu sentido de identidad puede haber estado eclipsado por la narrativa de otra persona, haciéndote sentir perdido e inseguro de quién eres realmente. El proceso de autodescubrimiento consiste en ir quitando esas capas, revelando poco a poco a la persona que hay debajo. Llevar un diario reflexivo es una herramienta poderosa en esta exploración. Al escribir tus pensamientos y emociones, creas un diálogo contigo mismo y una forma de procesar y comprender tus experiencias. Esta práctica le permite

Identificar los valores y creencias personales, al margen de las influencias de los demás. Reflexiona sobre lo que te importa, lo que defiendes y lo que te da alegría. Estas reflexiones son los cimientos de tu identidad renovada y te guiarán hacia una vida que resuene con tu auténtico yo.

Al emprender este camino, considere la posibilidad de retomar pasiones e intereses que puede haber dejado de lado. Tal vez te gustaba pintar, escribir o tocar un instrumento musical antes de que las exigencias de una relación tóxica eclipsaran esas actividades. Volver a conectar con estas aficiones puede reavivar la chispa en su interior y recordarle quién era antes de que llegaran las nubes. Los intereses de la infancia son especialmente reveladores, ya que ofrecen una visión de sus preferencias y talentos innatos. A menudo son expresiones puras de curiosidad y alegría, no contaminadas por expectativas externas. Permítase la libertad de explorar estas pasiones una vez más sin la presión de la perfección o el miedo a ser juzgado. El mero hecho de dedicarse a actividades que le aportan felicidad puede ser profundamente curativo y alimentar un sentimiento de autonomía y autoestima.

El autodescubrimiento no es un destino, sino una exploración continua. Implica abrazar nuevos intereses y pasiones a medida que surgen, permitiendo que su identidad evolucione de forma natural. Esta fluidez es un testimonio de su resistencia y adaptabilidad, cualidades que le han llevado a superar tiempos difíciles. A medida que explora nuevas actividades, puede encontrar alegrías y talentos inesperados, enriqueciendo aún más su sentido de identidad. Participe en actividades que le supongan un reto y le empujen a salir de su zona de confort. Ya sea aprendiendo un nuevo idioma, asistiendo a clases de baile o participando como voluntario en una causa que le interese, cada experiencia añade profundidad y textura a su identidad, ampliando sus horizontes y mejorando su vida.

Para evaluar objetivamente sus puntos fuertes y débiles, considere la posibilidad de utilizar evaluaciones de personalidad o de realizar un análisis de puntos fuertes y débiles. Estas herramientas proporcionan información valiosa sobre tu carácter y tus capacidades, ofreciendo una imagen más clara de tus rasgos únicos. Comprender tus puntos fuertes te permite aprovecharlos para alcanzar tus objetivos, mientras que reconocer tus puntos débiles te ofrece oportunidades de crecimiento y mejora. Este autoconocimiento te empodera y te dota de los conocimientos necesarios para navegar por la vida con confianza y determinación. Mientras continúas esta exploración, recuerda que redescubrir tu identidad es un proceso personal y evolutivo, que celebra la persona única y polifacética que eres.

4.3 Superar la autoconversación negativa

¿Alguna vez te has sorprendido a ti mismo diciéndote cosas que ni se te ocurriría decirle a otra persona? El lenguaje que utilizamos internamente determina nuestra autoestima y confianza de manera profunda. Las palabras tienen un poder inmenso, capaz de construirnos o derribarnos. Cuando nos decimos constantemente *no somos lo bastante buenos* o que *siempre fracasamos*, estas frases se filtran en nuestro subconsciente e influyen en la percepción que tenemos de nosotros mismos y de nuestras capacidades. Es como plantar semillas de duda que crecen hasta convertirse en un bosque de inseguridad. Con el tiempo, este discurso negativo puede convertirse en un patrón habitual, que socava silenciosamente tu autoestima sin que te des cuenta.

Reconocer los patrones de pensamiento negativo es el primer paso hacia el cambio. Entre los patrones de pensamiento más comunes se encuentran las generalizaciones exageradas, en las que un simple error se convierte en una afirmación general sobre tus capacidades, o la catastrofización, en la que esperas los peores resultados en cada situación. Estos pensamientos suelen tener desencadenantes: situaciones estresantes, críticas del pasado o incluso un simple error pueden desencadenarlos. Al identificar estos patrones y sus , puedes empezar comprender hasta qué punto afectan a tu percepción de ti mismo. La toma de conciencia es crucial, ya que te permite detectar estos pensamientos en el momento en que se producen, lo que te da la oportunidad de cuestionarlas y cambiarlas antes de que arraiguen.

Un método eficaz para abordar la autoconversación negativa es la reestructuración cognitiva, una técnica utilizada para cuestionar y replantear los pensamientos inútiles. La detención del pensamiento, por ejemplo, consiste en interrumpir conscientemente los pensamientos negativos a medida que surgen, sustituyéndolos por alternativas constructivas. Cuando te sorprendas pensando: *"No puedo hacerlo"*, haz una pausa y replantéalo: *"Es un reto, pero puedo aprender de él"*. Este cambio de lenguaje no sólo modifica el impacto inmediato del pensamiento, sino que también entrena gradualmente al cerebro para que adopte una perspectiva más positiva. Sustituir la negatividad por alternativas constructivas implica elegir conscientemente palabras que potencien en lugar de menospreciar, fomentando una mentalidad que favorezca el crecimiento y la resiliencia.

Los ejercicios prácticos pueden ayudar a reforzar esta nueva forma de pensar. Crear una lista de mantras positivos es una herramienta sencilla pero poderosa . Empieza escribiendo afirmaciones que resuenen contigo, como "Soy capaz" o "Soy digno de amor y respeto". Coloca estos mantras donde los veas con regularidad, como en tu espejo o en tu agenda, y recítalos a diario. Esta repetición ayuda a consolidar estas afirmaciones en tu mente, sustituyendo gradualmente la autoafirmación negativa por mensajes fortalecedores. Con el tiempo, estas afirmaciones positivas crearán una base de confianza en ti mismo que te animará a afrontar cada día con seguridad y confianza.

Superar el diálogo interno negativo es un proceso que requiere paciencia y persistencia. Se trata de ser amable con uno mismo, reconocer que todo el mundo tiene dudas y tomar medidas proactivas para fomentar un diálogo interno más sano. A medida que practiques estas técnicas, descubrirás que tu autopercepción empieza a cambiar, lo que te permitirá aceptar tus capacidades y tu valía con renovado vigor y claridad. A través de esta transformación, recuperarás tu narrativa, sustituyendo la duda por determinación y la autocrítica por autocompasión.

4.4 El poder de las afirmaciones y el refuerzo positivo

Las afirmaciones son afirmaciones sencillas pero poderosas que tienen el potencial de transformar la forma en que nos vemos a nosotros mismos. Cuando se repiten afirmaciones, se realiza una forma de entrenamiento mental que refuerza las vías positivas del cerebro y debilita las negativas. Con el tiempo, las afirmaciones constantes pueden aumentar la autoestima y la confianza en uno mismo. Al afirmar creencias positivas, empiezas a cambiar tu mentalidad, sustituyendo la duda y la negatividad por seguridad y optimismo. Este cambio no se produce de la noche a la mañana, pero con la práctica regular, las afirmaciones pueden influir profundamente en la percepción que se tiene de uno mismo, fomentando gradualmente una imagen más saludable de uno mismo.

Elaborar afirmaciones que resuenen personalmente es crucial para su eficacia. Empieza por identificar tus fortalezas personales: las cualidades y habilidades que te hacen único. Piense en lo que valora de sí mismo, ya sea su creatividad, su resistencia o su amabilidad. Adapta tus afirmaciones a necesidades u objetivos concretos, asegurándote de que reflejan lo que realmente quieres creer de ti mismo. Por ejemplo, si estás trabajando para ganar confianza, una afirmación podría ser: "Expreso mis ideas y perspectivas con confianza". Que sean positivas, en tiempo presente y específicas, centradas en lo que deseas cultivar en ti mismo. Las afirmaciones personalizadas sirven como recordatorios diarios de tu potencial, fomentando el crecimiento y la confianza en ti mismo.

El refuerzo positivo desempeña un papel importante en el refuerzo de la autoestima. Implica reconocer y recompensar los comportamientos positivos, creando un ciclo de motivación y afirmación. Establecer un sistema de autorrecompensa puede ser una herramienta poderosa en este proceso. Considere la posibilidad de fijar objetivos pequeños y alcanzables y celebrar su consecución con recompensas que le aporten alegría. Ya sea invitándose a su comida favorita o disfrutando de un día libre, estas recompensas reafirman su progreso y esfuerzo, reforzando la creencia de que se merece el éxito y la felicidad. Al reconocer constantemente tus logros, construyes una base de autoestima que fomenta el crecimiento y la realización continuos.

Para empezar, aquí tienes algunos ejemplos de afirmaciones eficaces:

- "Soy digno de amor y respeto".

- "Acepto el cambio y doy la bienvenida a nuevas oportunidades".

- "Confío en mi capacidad para superar los retos".

Incorpórelas a su rutina diaria, tal vez repitiéndolas cada mañana o escribiéndolas en un diario. La repetición ayuda a incrustar estas creencias positivas en su subconsciente, transformando gradualmente la percepción que tiene de sí mismo. Recuerde que el poder de las afirmaciones no reside sólo en las palabras, sino también en la intención y la creencia que les atribuya. Cuando te comprometes con estas afirmaciones, abres la puerta a una versión más segura y poderosa de ti mismo.

Hay varias técnicas de afirmaciones subliminales que puede investigar para ver si hay alguna que resuene con usted. Por ejemplo, yo llevo muchos años utilizando afirmaciones subliminales creadas con el sonido de mi propia voz. Los cambios que estas técnicas pueden producir en la forma en que te ves a ti mismo y en cómo afrontas los retos son muy beneficiosos. Utilizando algunas de estas técnicas, puedes reprogramar tu mente de una de autorreproche a una de autorrespeto.

4.5 Abrazar la vulnerabilidad y el crecimiento

Piense en la última vez que se permitió sincerarse de verdad con alguien. Puede que haya sido un momento en el que compartió un miedo, un sueño o una emoción que sintió en carne viva. A menudo se considera que ser vulnerable es una debilidad, pero en realidad es una gran fortaleza. Al aceptar la vulnerabilidad, invitas al crecimiento en tu vida. Siendo vulnerables construimos relaciones auténticas, conexiones que se enriquecen con la honestidad y la confianza. Imagínate que le cuentas a un amigo un problema personal y no te juzga, sino que siente empatía y comprensión. Este acto de franqueza refuerza el vínculo entre ambos y enriquece el sentido de uno mismo. Muchas personas que se han enfrentado a sus miedos al rechazo se han sentido más realizadas y han tenido más éxito al aceptar su vulnerabilidad. Han aprendido que la vulnerabilidad no consiste en exponerse a sufrir daños, sino en tener el valor de que nos vean tal y como somos.

Sin embargo, a muchos nos frenan los miedos y las ideas erróneas que rodean a la vulnerabilidad. Existe un miedo generalizado a ser juzgados, a que mostrar nuestro verdadero yo provoque críticas o rechazo. A menudo, este miedo tiene su origen en experiencias pasadas en las que la franqueza puede haber sido recibida con incomprensión o ridículo. Pero la vulnerabilidad no consiste en desnudar el alma ante todo el mundo, sino en elegir cuidadosamente a quién confiar nuestro mundo interior. Los malentendidos sobre la vulnerabilidad pueden llevarnos a creer que nos hace débiles o demasiado emocionales. En realidad, la vulnerabilidad es una poderosa herramienta de crecimiento personal. Nos permite expresar nuestro auténtico yo y fomenta un entorno en el que los demás se sienten cómodos haciendo lo mismo. Al redefinir la vulnerabilidad como una fortaleza, nos abrimos a conexiones más profundas y a una mayor comprensión personal.

Practicar la vulnerabilidad puede empezar en pequeñas interacciones cotidianas. Empieza por compartir abiertamente tus pensamientos y sentimientos con las personas en las que confías. Por ejemplo, expresando tu opinión en una reunión o contándole a un amigo algo que te ronda por la cabeza. No tiene por qué ser un gran gesto; incluso los pequeños pasos pueden fomentar la confianza y la franqueza. Al practicar la vulnerabilidad en la vida diaria, cultivas un entorno en el que prospera la autenticidad. Esta apertura invita a los demás a corresponder, creando un ciclo de confianza y comprensión. A medida que compartes más de ti mismo, desarrollas tu resiliencia y aprendes que la vulnerabilidad no es algo a lo que temer, sino algo que debes aceptar como parte de tu crecimiento.

El crecimiento que se deriva de aceptar la vulnerabilidad es transformador. Al permitirse ser abierto, aumenta la empatía y la conexión con los demás. Esta empatía fomenta relaciones más sólidas, en las que la comprensión y el apoyo mutuos se convierten en la base. A medida que practicas la vulnerabilidad, te das cuenta de que también desarrollas un conocimiento más profundo de ti mismo. Este autoconocimiento alimenta el crecimiento personal, permitiéndote alinear tus acciones con tus verdaderos valores y deseos. Adoptar la vulnerabilidad enriquece tu vida y te permite establecer relaciones auténticas y satisfactorias. Es un viaje de descubrimiento, en el que cada paso dado con franqueza y honestidad conduce a un sentido más profundo de uno mismo y a una vida más rica y conectada.

A medida que practiques la vulnerabilidad en tu vida diaria, los muros que has construido a tu alrededor para protegerte empezarán a desmoronarse y a caer. Tu vulnerabilidad será respetada y apreciada cuando estés rodeado de personas que realmente se preocupan por ti. Empezarás a elegir relaciones que sean sanas y equilibradas.

4.6 El papel del perdón en la liberación personal

El perdón es un concepto que a menudo se malinterpreta, sobre todo cuando se trata de curar heridas del pasado. En esencia, el perdón no consiste en excusar o condonar acciones dañinas. Se más bien de liberarse del control emocional que esas acciones ejercen sobre uno. Se trata de liberarte de la amargura y el resentimiento que pueden agobiarte, permitiendo la paz emocional y la libertad. Cuando perdonas, no estás diciendo que lo que pasó estuvo bien o que estás dispuesto a reconciliarte con la persona que te hizo daño. En cambio, estás eligiendo dejar ir la ira y el dolor que te mantienen atado al pasado. Esta distinción es crucial, ya que muchas personas luchan con el perdón, creyendo que significa olvidar o fingir que el dolor no era real. En realidad, perdonar es un acto personal de liberación, una forma de recuperar tu bienestar emocional.

Las ideas erróneas más comunes pueden enturbiar el camino hacia el perdón, haciéndolo parecer un objetivo desalentador o incluso indeseable. Un mito frecuente es la idea de que el perdón requiere reconciliación. Esta creencia puede disuadir a las personas de perdonar porque temen que signifique restablecer una relación con alguien que les ha causado daño. Sin embargo, perdón no requiere contacto ni reconciliación. Es un proceso interno, centrado en tu curación y no en la otra persona. Otra idea equivocada es que el perdón es un signo de debilidad. En realidad, perdonar requiere mucha fuerza y valor. Implica enfrentarse al dolor, reconocerlo y elegir superarlo. Al disipar estos mitos, te abres al verdadero poder y potencial del perdón como herramienta de liberación personal.

Los beneficios del perdón van más allá del alivio emocional e influyen también en diversos aspectos de su salud mental. Dejar ir el resentimiento puede mejorar significativamente su bienestar psicológico. Aferrarse a la ira y la amargura puede provocar estrés, ansiedad e incluso depresión. Al perdonar, te liberas de estas cargas, lo que te permite tener un estado de ánimo más tranquilo. El acto de perdonar también puede mejorar las relaciones, no sólo con los demás, sino también con uno mismo. Fomenta la autocompasión, permitiéndole tratarse a sí mismo con amabilidad y comprensión. Al dejar ir los rencores, espacio para las emociones y experiencias positivas, allanando el camino para una vida más plena y equilibrada.

Perdonarse a uno mismo y a los demás es un proceso que puede abordarse metódicamente, con intención y cuidado. Una estrategia eficaz es escribir cartas de perdón. Estas cartas no se envían necesariamente, sino que sirven para expresar los sentimientos y liberarse de ellos. Comienza escribiendo una carta a la persona que te ha herido, detallando el impacto de sus acciones y cómo te has sentido. Permítete expresar tu rabia, tristeza o decepción. Después, cuando estés preparado, escribe sobre tu decisión de perdonar, centrándote en la libertad y la paz que buscas. También puedes considerar la posibilidad de escribirte una carta a ti mismo, ofreciéndote perdón por cualquier error o carencia que hayas percibido. Este ejercicio es una forma poderosa de articular tus emociones, ayudándote a procesarlas y superarlas.

La culpa y la falta de perdón pueden ser interminables. Es como una enfermedad que lenta pero metódicamente te destruirá y afectará tu salud mental y física si no dejas ir tu falta de perdón.

Escribir una carta a alguien que te ha hecho daño, pero no , te quitará de encima una enorme carga de culpa y vergüenza y te permitirá sanar. El acto de afrontar los agravios por escrito te aportará una sensación de paz y calma. La falta de perdón dejará de apoderarse de ti.

El perdón es un viaje que te reta a enfrentarte a tu dolor y a superarlo. Es un acto de fortaleza y valentía, una elección para centrarse en la curación y el crecimiento. A través del perdón, adquieres el poder de transformar tu pasado en una fuente de sabiduría y resistencia.

4.7 Estrategias para recuperar la autoestima

Reconstruir la autoestima después de sufrir abusos narcisistas es como construir un puente sólido sobre aguas turbulentas: Requiere tanto paciencia como una acción deliberada. Algunas de estas estrategias para curarte y reconstruirte se repiten a lo largo de diferentes secciones de este libro enfatizar su importancia y su impacto potencial en tu curación cuando se ponen en práctica. La repetición puede reprogramar y reprogramará tu mente para que piense de forma que construya en lugar de destruirte.

Una de las técnicas más eficaces para mejorar la autoestima es la práctica de autoafirmaciones diarias. Repítete a ti mismo estas afirmaciones positivas, reforzando tu valía y tus capacidades. Imagina que empiezas el día poniéndote delante del espejo y afirmando: "Soy fuerte, soy capaz y merezco amor". Con el tiempo, estas afirmaciones ayudan a reconfigurar el cerebro, sustituyendo las creencias negativas por verdades positivas. Del mismo modo, las técnicas de visualización positiva pueden reforzar aún más tu autoimagen. Imagínate logrando tus objetivos, prosperando en tus relaciones y viviendo una vida llena de alegría y propósito. Este ensayo mental aumenta la confianza y te prepara para afrontar los retos con resiliencia y optimismo. Cualquier nueva creación comienza con nuestra imaginación: Tomamos un pensamiento y lo desarrollamos para producir algo totalmente nuevo.

Un componente crucial para mejorar la autoestima es cultivar la autocompasión. A menudo, somos nuestros críticos más duros, sobre todo cuando sufrimos reveses. Practicar el autoperdón es una forma poderosa de contrarrestar esta tendencia. Consiste en reconocer tus errores y ofrecerte a ti mismo la misma amabilidad que ofrecerías a un amigo querido. En lugar de insistir en los errores del pasado, celebre sus progresos, por pequeños que sean. Reconoce que la perfección es un ideal inalcanzable; el crecimiento reside en el proceso de aprendizaje. Cuando te centras en el progreso y no en la perfección, fomentas un entorno propicio para la superación personal. Este cambio de perspectiva te anima a abrazar tu viaje con gracia y comprensión, lo que permite que florezca la autoestima.

Incorporar prácticas de autocuidado a su rutina puede influir significativamente en su autoestima. Las rutinas regulares de ejercicio, por ejemplo, mejoran la salud física y aumentan el estado de ánimo y los niveles de energía. Ya sea un paseo a paso ligero, una sesión de yoga o una clase de baile, la actividad física libera endorfinas, los elevadores naturales del estado de ánimo. Del mismo modo, las prácticas de atención plena, como la meditación o los ejercicios de respiración profunda, ofrecen un espacio para el rejuvenecimiento mental. Ayudan a aquietar la mente, reducir el estrés y aumentar la conciencia de uno mismo. Al dar prioridad al autocuidado, se indica a sí mismo que su bienestar es importante, lo que refuerza una imagen positiva de sí mismo. Estas prácticas te recuerdan tu valor intrínseco y la importancia de cuidar tu cuerpo y tu mente.

Establecer objetivos realistas es otra estrategia fundamental para recuperar la autoestima. Los objetivos alcanzables e incrementales proporcionan un marco para el éxito, permitiéndole medir el progreso y celebrar los logros. Puede empezar fijándose objetivos a corto plazo. Tal vez leer un libro cada mes, aprender una nueva habilidad o dedicar tiempo cada semana a una afición. Tu confianza aumenta a medida que alcanzas estos objetivos, allanando el camino para aspiraciones más ambiciosas a largo plazo. Establecer y alcanzar objetivos te impulsa y refuerza tu confianza en tus capacidades. Demuestra que eres capaz de crecer y cambiar, independientemente de tus experiencias pasadas. Con estas estrategias reconstruir la autoestima y sentar las bases de una vida marcada por la confianza y la seguridad en uno mismo.

4.8 Celebrar las pequeñas victorias en el camino hacia la curación

Imagina que has estado subiendo una cuesta empinada, en la que cada paso requiere esfuerzo y resistencia. Al llegar a la cima, miras atrás y ves lo lejos que has llegado. Celebrar incluso las victorias más pequeñas en su proceso de curación puede proporcionarle una sensación de logro similar. Estas celebraciones no son meros caprichos; tienen beneficios psicológicos tangibles. Reconocer los progresos aumenta la motivación y refuerza la autoestima, creando un bucle de retroalimentación positiva. Cada reconocimiento de un logro, por pequeño que parezca, le dice a tu cerebro: *"Estoy avanzando"*. Este refuerzo positivo es crucial, ya que desplaza la atención de lo que queda por hacer a lo que ya se ha conseguido, impulsando el progreso.

Es importante reconocer cada pequeño paso adelante para apreciar realmente tu viaje. Llevar un diario de progresos puede ser una herramienta inestimable en este proceso. Documentar tus logros, ya sea superar un miedo o superar un día difícil, sirve como recordatorio de tu resistencia y crecimiento. Las sesiones semanales de reflexión pueden complementar esta práctica, ofreciendo un tiempo dedicado a echar la vista atrás, apreciar los esfuerzos realizados y establecer propósitos para la semana siguiente. Estas reflexiones no consisten en pensar en lo que podría haber sido mejor, sino en celebrar los progresos realizados. Proporcionan una forma estructurada de reconocer el camino recorrido, fomentando un sentimiento de logro y esperanza.

Las celebraciones no tienen por qué ser grandiosas o costosas para ser significativas. Entre las formas creativas de celebrar los hitos personales se incluye la creación de un tablón de victorias y la representación visual de tus logros y objetivos. Este tablón es un recordatorio tangible de tus progresos, algo que puedes mirar siempre que necesites ánimos. Planificar un día de autocompensa es otra forma agradable de honrar tus logros. Ya sea tomándose un día libre para disfrutar de sus aficiones favoritas o regalándose una comida especial, estas recompensas refuerzan la idea de que su duro trabajo merece un reconocimiento. Sirven como pausa, un momento para respirar y apreciar los esfuerzos realizados.

RESUMEN del CAPÍTULO 4

Pasos para recuperar la autoestima y la confianza en uno mismo

- Rodearse de personas y comunidades positivas y solidarias puede ser una red de seguridad.

- puede empezar a fijar objetivos de desarrollo personal identificando las áreas en las que se desea mejorar o explorar, ya sea aprendiendo una nueva habilidad, adoptando hábitos más saludables o profundizando en la conciencia emocional.

- Redescubre tu identidad escribiendo en un diario tus pensamientos y emociones:

    - La práctica de un diario reflexivo permite identificar los valores y creencias personales, al margen de las influencias de los demás.

- Reanudar pasiones e intereses que pueden haberse dejado de lado.

- Se utiliza una evaluación de la personalidad para realizar un análisis de los puntos fuertes y débiles.

• Aborde la autoconversación negativa:

- Utilizar una técnica de reestructuración cognitiva para cuestionar y replantear los pensamientos inútiles.

- Crea mantras positivos escribiendo afirmaciones que resuenen contigo, como "Soy capaz" o "Soy digno de amor y respeto".

- Cultiva la autocompasión practicando el autoperdón.

• Practique diariamente las autoafirmaciones. Repítete estas afirmaciones positivas para reforzar tu valía y tus capacidades.

• Practica la vulnerabilidad compartiendo abiertamente tus pensamientos y sentimientos con las personas en las que confías.

• Perdonar no significa excusar o condonar acciones dañinas. Por el contrario, se trata de liberar el control emocional que esas acciones tienen sobre ti.

- Cultiva la autocompasión perdonándote los errores del pasado. En lugar de obsesionarte con los errores del pasado, celebra tus progresos, por pequeños que sean.

- Incorpore el autocuidado a su rutina diaria:

    o La actividad física libera endorfinas, los elevadores naturales del estado de ánimo.

    o La meditación aquieta la mente.

- Establezca objetivos realistas que le proporcionen un marco para el éxito y le permitan medir los progresos y celebrar los logros.

- Lleva un diario de progresos para documentar tus logros.

- Lleva un diario de gratitud para documentar todo aquello por lo que te sientes agradecido.

Capítulo 5:

Estrategias prácticas de afrontamiento y curación

Imagínese caminando por un bosque denso, cada paso incierto, el camino oscurecido por las sombras. Así es como puede sentirse el camino de la recuperación emocional del abuso narcisista: complejo, sinuoso y, a menudo, abrumador. Sin embargo, al igual que un bosque acaba abriéndose a un claro, este camino también conduce a momentos de claridad y luz. El camino hacia la curación no es sencillo. Es un proceso polifacético que conlleva su propio conjunto de retos y recompensas. Al recorrer este camino, es posible que te encuentres con montañas rusas emocionales que te hagan pasar de momentos de esperanza a episodios de desesperación. Estos son parte natural de la recuperación y reflejan las profundas cicatrices emocionales que dejan la manipulación, el control y la dominación.

También pueden surgir periodos de duda sobre uno mismo, en los que uno se cuestiona su valía o sus elecciones, sintiendo como si el suelo bajo el que se encuentra fuera inestable. Es importante reconocer que estos sentimientos, aunque inquietantes, forman parte del proceso de curación. Señalan el intento de la mente de reconciliar las experiencias pasadas con la realidad presente. Aceptar estas emociones con autocompasión puede transformarlas de obstáculos en peldaños. La recuperación no consiste en borrar el pasado, sino en integrarlo en un yo más sano y resistente. Cada emoción, ya sea dolorosa o edificante, es una prueba de tu capacidad para crecer.

5.2 Etapas de la curación

Las etapas de la curación del abuso narcisista se desarrollan de forma única para todos, a menudo progresando de una manera no lineal. Al embarcarte en este viaje, puede que primero te encuentres con la negación, una fase en la que sientes que algo va mal pero te cuesta reconocer su verdadera naturaleza. Esta fase puede ser un mecanismo de protección, que te protege del dolor inmediato del reconocimiento. A medida que afloran las sospechas de abuso, a menudo se produce un estado de shock y confusión, en el que te enfrentas a la disonancia entre la realidad percibida y la verdad de tus experiencias. Esta disonancia cognitiva puede desorientarte y hacerte cuestionar tus percepciones y recuerdos.

A medida que empieza a surgir la claridad, entras en la fase de identificación, en la que nombras y reconoces el abuso por lo que es. Esta etapa es fortalecedora y marca el comienzo de la recuperación de tu narrativa.

A menudo sigue la etapa de separación, que implica un distanciamiento físico o emocional del agresor. Este paso puede desencadenar un ciclo de bombardeo amoroso y rabia por parte del narcisista, poniendo a prueba tu determinación de mantener los límites. El duelo complicado a menudo acompaña a esta separación, trayendo consigo emociones como la ira, la culpa y la tristeza, todas entrelazadas en un tapiz complejo. Esta etapa puede ser especialmente difícil, ya que implica el duelo por la relación y la pérdida de lo que podría haber sido.

La educación se convierte en un poderoso aliado a medida que aprendes sobre el narcisismo y el abuso, validando tus experiencias y encontrando apoyo a través de recursos de autoayuda. La etapa educativa fomenta la comprensión, ayudando a desmantelar el aislamiento que a menudo crea el abuso.

La etapa de recuperación se centra en el autocuidado, haciendo hincapié en la reconstrucción de la autoestima y la independencia. Es el momento de cuidarse y dedicarse a actividades que aporten alegría y satisfacción. La restauración implica recuperar la independencia y reconstruir la vida sobre la base de valores y objetivos personales. Esta etapa consiste en construir un futuro que refleje su verdadero yo, libre de las limitaciones de la toxicidad del pasado.

A continuación, surge la etapa de creación de significado, en la que se encuentra el crecimiento personal a partir del trauma, descubriendo la resiliencia y unos límites más sanos. Esta etapa transforma el dolor en propósito, permitiéndote redefinir tu narrativa.

La última etapa consiste en compartir tus experiencias para ayudar a los demás, proporcionándoles una sensación de cierre y cambio positivo. Devolver fortalece tu propia curación y contribuye a la curación de los demás, creando un efecto dominó de esperanza y empoderamiento.

A lo largo de este viaje, recuerda que la curación es posible. Cada etapa, aunque desafiante, te acerca a una vida de autenticidad y paz. Muchos de los que han recorrido este camino han encontrado la fuerza en la vulnerabilidad y han salido de él con más fuerza que antes. Sus testimonios de recuperación sirven como faros de esperanza, iluminando el camino a seguir. Deja que estas palabras te inspiren para emprender tu viaje, sabiendo que cada paso que das es un testimonio de tu valentía y determinación.

Ejercicio de reflexión: Trazar el mapa de tu viaje de sanación

Considera la posibilidad de crear un mapa visual de tu viaje de curación, marcando los acontecimientos significativos y los hitos emocionales. Utiliza colores o símbolos para representar las distintas etapas y emociones. Reflexiona sobre lo lejos que has llegado y los progresos que has hecho, reconociendo cada paso como una victoria en sí misma.

5.3 Técnicas de comunicación eficaces

Navegar por las conversaciones con un narcisista a menudo se siente como caminar por la cuerda floja, donde el equilibrio es clave para evitar una caída en el conflicto. La comunicación asertiva es una herramienta vital en este delicado baile. Se trata de expresar tus necesidades y sentimientos con claridad, sin agresividad ni sumisión. Utilizar frases con "yo" puede ser transformador en estos intercambios. En lugar de decir: "Nunca me escuchas", podrías expresar: "Me siento desoído cuando interrumpen mis palabras". Este sutil cambio se centra en tu experiencia en lugar de culpar a alguien, lo que reduce la actitud defensiva y abre la puerta a un diálogo más constructivo. Es una forma de hacer valer tus sentimientos respetando a la otra persona, fomentando un entorno en el que ambas partes se sientan reconocidas. Al hacerte cargo de tus emociones, proteges tu autoestima e invitas al narcisista a participar en una interacción más equilibrada.

El conflicto con un narcisista puede escalar rápidamente, a menudo dejándote abrumado e impotente. Las técnicas de desescalada son esenciales para gestionar estas situaciones. Mantener un tono neutro es una de las estrategias más eficaces. Cuando las emociones están a flor de piel, una voz calmada y firme puede rebajar la tensión, indicando que no se está librando una batalla de voluntades. Ayuda a mantener un terreno nivelado en el que las discusiones pueden tener lugar sin caer en discusiones. Evitar los ataques personales es igualmente crucial. En lugar de señalar con el dedo, hay que centrarse en el problema. Los ataques personales sólo sirven para atrincherar al narcisista en su posición, haciendo que las resoluciones sean más difíciles de alcanzar. Al evitar las acusaciones, se crea un espacio para el diálogo en lugar de a la defensiva, lo que permite conversaciones más productivas.

La escucha activa es otra piedra angular de la comunicación eficaz, a menudo ignorada pero increíblemente poderosa. Implica escuchar para comprender, no sólo para responder. Reflexivo

Las técnicas de escucha pueden ayudar en este proceso. Parafraseando lo que ha dicho la otra persona, demuestras que sus palabras han sido escuchadas y comprendidas. Por ejemplo, si alguien dice: "Siento que siempre estás ocupado", una respuesta reflexiva podría ser: "Parece que te sientes desatendido porque no he estado mucho por aquí". Este enfoque valida sus emociones y aclara los malentendidos. La escucha activa fomenta la sensación de ser escuchado, lo que puede aliviar parte de la tensión inherente a la comunicación con un narcisista.

La comunicación no verbal puede influir en las interacciones de forma sutil pero profunda. Por ejemplo, el lenguaje corporal y las expresiones faciales pueden influir en la recepción del mensaje, reforzando o debilitando la comunicación verbal. Mantener una postura corporal abierta es una forma sencilla pero eficaz de transmitir receptividad y disposición a participar. Esto incluye mirar directamente a la persona, no cruzar los brazos y mantener un nivel adecuado de contacto visual. Estas señales no verbales indican que estás presente y atento, lo que fomenta un intercambio más abierto. Del mismo modo, las expresiones faciales pueden comunicar empatía y comprensión, suavizando las aristas de las conversaciones difíciles. Una inclinación de cabeza o una sonrisa suave pueden mostrar que estás comprometido y que sientes empatía, lo que ayuda a establecer una buena relación incluso en situaciones tensas.

Incorporar estas técnicas de comunicación requiere práctica y paciencia. Al principio puede parecer difícil, ya que los viejos hábitos y patrones pueden ser difíciles de romper. Sin embargo, con el tiempo y la perseverancia, estas estrategias pueden convertirse en algo natural, dotándole de las herramientas necesarias para afrontar las conversaciones difíciles con elegancia y confianza. Recuerde que la comunicación no consiste sólo en transmitir su mensaje, sino en crear un entorno en el que puedan florecer la comprensión y el respeto. La comunicación eficaz transforma las interacciones, reduce los conflictos y fomenta unas relaciones más sanas y equilibradas. Si adoptas estas técnicas, conseguirás un paso importante para reclamar tu voz y garantizar que tus necesidades sean escuchadas y respetadas.

5.4 Crear un entorno propicio

Imagina tu vida como un jardín, en el que cada relación es una planta diferente que contribuye al ecosistema. Algunas plantas nutren el suelo, mientras que otras lo drenan. Crear una red de apoyo sólida significa cultivar esas conexiones que te nutren, permitiendo que tu jardín florezca. Estar rodeado de personas que te comprenden y te apoyan no sólo es reconfortante, sino vital para tu recuperación.

Unirse a grupos de apoyo puede ser una forma excelente de conectar con otras personas que han tenido experiencias similares. Estos grupos ofrecen un espacio seguro para compartir tu historia sin miedo a ser juzgado, donde la empatía y la comprensión son la norma y no la excepción. Reconectar con las influencias positivas de tu vida, con quienes te conocieron en tus mejores momentos, también puede ser un poderoso recordatorio de tu verdadero yo. Estas personas pueden ofrecerte ideas y ánimos, ayudándote a reconstruir la confianza y la identidad que pueden haberse erosionado con el tiempo.

La participación en la comunidad puede reforzar aún más su red de apoyo. Estas plataformas ofrecen un sentimiento de pertenencia, donde puedes intercambiar consejos, compartir victorias y apoyar a los demás. El anonimato de las interacciones en línea puede ser liberador. En estas comunidades encontrarás una gran cantidad de sabiduría compartida y ánimos, que te recordarán que no estás solo en tu viaje. Esta fuerza colectiva puede ser una poderosa motivación para seguir adelante, incluso cuando el camino parece desalentador.

Crear un ambiente positivo en casa es igualmente importante para fomentar una sensación de paz y curación. Tu casa debe ser un santuario donde puedas retirarte del mundo exterior y recargarte. Elimine cualquier objeto con asociaciones o recuerdos negativos. Un entorno ordenado y organizado puede mejorar la claridad mental y el bienestar emocional. Considere la posibilidad de incorporar elementos que favorezcan la relajación y el confort, como una iluminación tenue, colores relajantes o aromas tranquilizadores. Estos pequeños cambios pueden transformar su hogar en un remanso de tranquilidad donde se sienta seguro y respaldado.

Además de los cambios físicos, tenga en cuenta la atmósfera emocional de su hogar. Rodéese de cosas que le aporten alegría y le inspiren positividad. Por ejemplo, fotografías de sus seres queridos, obras de arte que le hablen al alma o música que le levante el ánimo. Crear un hogar que refleje tus valores y deseos puede reforzar tu sentido de la identidad, recordándote la fuerza y la resistencia que residen en ti. Se trata de crear un espacio que alimente tu espíritu y apoye tu crecimiento, proporcionándote una base para la curación y la renovación.

Mientras cultivas este entorno de apoyo, recuerda que es un proceso continuo. Las relaciones pueden evolucionar y tus necesidades pueden cambiar con el tiempo. Esté abierto a reevaluar su red de apoyo y a hacer los ajustes necesarios. Da prioridad a las conexiones que te animen y te fortalezcan y no tengas miedo de distanciarte de las que drenen tu energía. Tu bienestar es primordial, y crear un entorno que te apoye es crucial para alimentar tu salud emocional y tu capacidad de recuperación.

5.5 Diario para el crecimiento personal y la claridad

Imagina que te sientas tranquilamente con un bolígrafo y un cuaderno y escribes tus pensamientos. Este sencillo acto puede convertirse en una poderosa herramienta de autorreflexión y procesamiento emocional. Te ayuda a desenredar sentimientos complejos y a ganar claridad. Te invita a hacer una pausa y reflexionar, a comprender los remolinos de emociones que a menudo te abruman. Al escribir, es posible que descubras cosas sobre ti mismo ocultas en el caos de la vida cotidiana, lo que te proporcionará una comprensión más clara de tu viaje.

Aunque ya he mencionado el diario de reflexión, en esta sección profundizaremos en los distintos métodos que puedes adoptar y que mejor se adapten a ti. Es posible que desee utilizar varios de estos métodos. Experimenta con cada uno de ellos para identificar cuál o cuáles te resultan más útiles.

Los ejercicios de escritura reflexiva pueden ser especialmente beneficiosos en este proceso. Te animan a ahondar en emociones o experiencias concretas y te incitan a explorarlas en profundidad. Estos ejercicios pueden pedirte que consideres cómo te hizo sentir un acontecimiento concreto o qué lecciones puedes extraer de una situación difícil. El diario de reflexión basado en preguntas ofrece una guía estructurada que te ayuda a centrarte en aspectos concretos de tu vida a los que debes prestar atención. Preguntas como "¿Por qué estoy agradecido hoy?" o "¿A qué retos me he enfrentado y cómo los he superado?" pueden guiar la escritura y proporcionar un marco que fomente la introspección y el crecimiento. Con estos ejercicios, el diario se convierte en un registro de tus pensamientos y en una herramienta de transformación.

Las ventajas de llevar un diario van más allá del momento de escribir. Si revisas con regularidad las entradas anteriores, podrás seguir tus progresos a lo largo del tiempo y observar cómo evolucionan tus pensamientos y sentimientos. Esta visión retrospectiva puede ofrecer una valiosa perspectiva de tus patrones emocionales y desencadenantes, ayudándote a identificar las áreas en las que has crecido o en las que necesitas seguir trabajando. Le permite ver su trayectoria bajo una nueva luz, reconociendo la resistencia y la fuerza que le han llevado a superar los momentos difíciles. En momentos de duda, estas reflexiones pueden tu capacidad de cambio y curación, reforzando la creencia de que estás avanzando, incluso cuando el camino parece incierto.

Las distintas técnicas de diario se adaptan a las preferencias y necesidades individuales, garantizando que la práctica siga siendo atractiva y relevante. Por ejemplo, la escritura en flujo de conciencia es una técnica que fomenta la espontaneidad y la autenticidad, capturando la esencia de las emociones. Puede ser liberador liberar los pensamientos sin la presión de la coherencia o la gramática, dejando que la voz interior hable libremente. Por otro lado, el diario de gratitud se centra en reconocer los aspectos positivos de la vida. Al enumerar las cosas por las que estás agradecido, pasas de centrarte en la negatividad a hacerlo en el agradecimiento, lo que fomenta una mentalidad más positiva. Ambos métodos ofrecen ventajas únicas y permiten explorar distintas facetas del paisaje emocional.

Incorporar la escritura de un diario a la rutina diaria puede ser una poderosa herramienta para el crecimiento personal continuo. Reservar un tiempo cada día para escribir crea un ritual que refuerza la importancia de la autorreflexión. Ya sea por la mañana con una taza de café o por la noche para relajarte, encontrar un momento que te venga bien garantiza que llevar un diario se convierta en una parte constante de tu vida. Considera la posibilidad de crear un espacio cómodo y libre de distracciones para escribir, donde puedas centrarte en tus pensamientos y sentimientos. Este tiempo dedicado se convierte en un santuario: un espacio seguro para explorar tus emociones y ganar claridad.

A medida que adoptes la práctica de escribir un diario, descubrirás que se convierte en un compañero de confianza en tu proceso de curación. Poner la pluma sobre el papel le invita a explorar su mundo interior, descubriendo ideas y fomentando la autoconciencia. Te proporciona un registro de tu viaje, una representación tangible de tu crecimiento y resistencia. A través de la escritura regular de un diario, se cultiva una comprensión más profunda de uno mismo, construyendo una base para el desarrollo personal continuo. Esta práctica no sólo ayuda a procesar experiencias pasadas, sino que también te dota de las herramientas necesarias para afrontar futuros retos con confianza y claridad.

En este capítulo, hemos explorado estrategias prácticas de afrontamiento y curación, desde el desarrollo de la resiliencia emocional hasta la creación de entornos de apoyo. Hemos profundizado en el poder de la comunicación y en el potencial transformador del diario. A medida avancemos, descubriremos nuevas formas de fomentar el crecimiento personal y la resiliencia, estableciendo conexiones con nuestro viaje más amplio de curación y empoderamiento.

RESUMEN del CAPÍTULO 5

Etapas de la curación

- La negación es una fase en la que uno siente que algo va mal, pero le cuesta reconocer su verdadera naturaleza.

- Nombra y reconoce el abuso por lo que es. Esta etapa es fortalecedora y marca el comienzo de la recuperación de tu narrativa.

- Los recursos de autoayuda te ayudarán a aprender sobre el narcisismo y el abuso, a validar tus experiencias y a encontrar apoyo.

- La etapa de creación de sentido transforma el dolor en propósito. Esta etapa emerge a medida que encuentras crecimiento personal a partir del trauma, descubriendo resiliencia y límites más sanos.

- La retribución implica compartir tus experiencias para ayudar a los demás, proporcionando una sensación de cierre y cambio positivo.

Estrategias para una comunicación eficaz

- Mantener un tono neutro es una de las estrategias más eficaces. Una voz calmada y firme puede rebajar la tensión, indicando que no estás entablando una batalla de voluntades.

- La escucha activa es increíblemente poderosa, ya que implica escuchar para comprender.

- Comprométase plenamente con el orador prestando atención.

- La comunicación no verbal incluye mirar directamente a la persona, no cruzar los brazos y mantener un nivel adecuado de contacto visual. Del mismo modo, las expresiones faciales pueden comunicar empatía y comprensión.

  o Estas señales no verbales indican que estás presente y atento, lo que favorece un intercambio más abierto.

Recomendaciones para apoyar su viaje

- El compromiso con la comunidad puede reforzar aún más su red de apoyo. Los foros y debates en línea ofrecen un espacio seguro para compartir experiencias similares con otras personas.

- Crear un ambiente positivo en el hogar para fomentar una sensación de paz y curación:
    - Realice cambios físicos ordenando y organizando su espacio, eliminando los objetos con asociaciones o recuerdos negativos.
    - Cambia la atmósfera emocional de tu hogar. Rodéate de cosas que te aporten alegría y te inspiren positividad.

- Reevalúe su red de apoyo. Asóciate con personas que te animen y te den poder, y no tengas miedo de distanciarte de quienes drenan tu energía.

- Utilizar técnicas de diario:
    - Los ejercicios de escritura reflexiva ahondan en emociones o experiencias concretas, incitándote a explorarlas en profundidad.
    - El diario de reflexión ofrece una guía estructurada que te ayuda a centrarte en las áreas de tu que necesitan atención.

- La escritura de flujo de conciencia consiste en dejar que los pensamientos fluyan libremente por la página, sin censura ni estructura.

- El diario de gratitud se centra en reconocer los aspectos positivos de la vida.

Título: Tu voz puede ayudar a liberar a alguien Subtítulo:

Un simple acto de bondad puede iluminar el camino

"Ya no vas a sobrevivir; vas a prosperar". - Joan Hannon

Has leído las páginas, has asimilado las lecciones y has empezado a liberarte de las cadenas del abuso narcisista, el abuso emocional y las relaciones tóxicas. Ahora, imagina ayudar a otra persona a dar ese primer paso valiente hacia la libertad.

Muchas personas que luchan contra el abuso mental e incluso físico se sienten atrapadas, confusas y solas. No saben dónde acudir ni cómo iniciar su camino. Ahí es donde tu voz puede marcar la diferencia.

Por qué es importante su opinión
Libros como *Escapar de la prisión del abuso narcisista* no sólo cuentan historias: salvan vidas. Pero la mayoría de la gente decide qué libro escoger basándose en lo que dicen los demás.

Al dejar una reseña, podrías:

- Ayuda a alguien a descubrir que no está solo.
- Ofrecer esperanza a una persona que busca respuestas.
- Guiar a un superviviente hacia la curación y el empoderamiento.
- Demuéstrale a alguien que liberarse de los malos tratos es posible.

Es rápido, gratuito y potente
Dejar una opinión lleva sólo un minuto, pero el impacto puede durar toda la vida para alguien que lo necesite.

Para compartir tus pensamientos y ayudar a otra persona a encontrar esperanza, simplemente escanea el código QR que aparece a continuación o visita la página de reseñas del libro en línea:

https://www.amazon.com/dp/B0F3W89QPV

Gracias A ti por Ser un Faro de Esperanza
Cada palabra amable que compartes envía ondas de aliento al mundo. Juntos, podemos ayudar a más supervivientes a escapar de la prisión invisible del abuso narcisista y recuperar sus vidas.

De todo corazón, gracias por formar parte de esta misión.

Cordialmente,
Joan Hannon

Capítulo 6:

Un enfoque holístico de la recuperación

Imagínese mirando por encima de un vasto paisaje, el horizonte se extiende sin fin delante de usted. La vista es a la vez desalentadora y estimulante, al igual que embarcarse en este viaje hacia la recuperación del abuso narcisista. Este viaje no se trata sólo de alejarse del dolor, sino también de descubrir nuevas formas de sanar y crecer.

La terapia y la ayuda profesional son fundamentales en este proceso, ya que ofrecen apoyo y orientación estructurados. Buscar tratamiento es un paso valiente hacia la comprensión y la recuperación de su vida. El apoyo profesional puede proporcionarle las herramientas para procesar sus experiencias, cambiar los patrones de pensamiento negativos y crear estrategias de afrontamiento más sanas. Este capítulo explora los diversos enfoques terapéuticos que pueden ayudar a su recuperación, destacando sus beneficios y cómo pueden integrarse en su viaje de curación.

6.2 Exploración de diversos enfoques terapéuticos

Terapia individual

Las sesiones de terapia individual pueden servir como un santuario y proporcionar orientación de un profesional capacitado. Encontrar un terapeuta especializado en la recuperación del abuso narcisista puede marcar la diferencia. Ellos entienden los matices de tales relaciones y pueden ayudarle a navegar por las emociones que surgen. La terapia proporciona herramientas de afrontamiento y curación, ayudándole a desentrañar las capas del trauma y a reconstruir su sentido de sí mismo. Es un proceso de colaboración en el que usted y su terapeuta trabajan juntos para afrontar los retos y celebrar los triunfos de su recuperación. Este apoyo profesional puede servir como fuerza estabilizadora, ofreciendo claridad y perspectiva cuando el camino a seguir parece incierto.

Algunas de las técnicas que puede utilizar un terapeuta son:

- La terapia cognitivo-conductual (TCC) trata el trauma asociado con el abuso narcisista. La TCC se centra en identificar y replantear los patrones de pensamiento negativos y puede ser transformadora, cambiando su perspectiva y capacitándole para tomar el control de sus respuestas emocionales.

- La desensibilización y reprocesamiento por movimientos oculares (EMDR) consiste en movimientos oculares guiados para ayudarle a procesar e integrar los recuerdos traumáticos, reduciendo su impacto emocional. Esta técnica puede proporcionar alivio de la ansiedad y los síntomas del TEPT, ofreciendo un camino hacia la paz y la claridad.

- La terapia psicodinámica ofrece una inmersión profunda en la comprensión de cómo las experiencias pasadas moldean el comportamiento presente. Este enfoque se centra en la mente inconsciente, explorando cómo los conflictos y emociones no resueltos influyen en su vida. Cada sesión desentraña otra capa de su psique, patrones que pueden haberse formado hace mucho tiempo. Esta terapia trata de hacer consciente lo inconsciente, ayudándole a comprender mejor su mundo emocional. Puede ser una experiencia profunda, que le permita conectar los puntos entre su pasado y los retos a los que se enfrenta hoy en día.

- La terapia dialéctico-conductual (TDC) es otro enfoque que merece la pena considerar, especialmente para quienes se enfrentan a emociones intensas. Desarrollada para tratar el trastorno límite de la personalidad, también ha demostrado su eficacia en una serie de problemas emocionales, incluidas las secuelas de las relaciones narcisistas. Combina técnicas cognitivo-conductuales con prácticas de atención plena, enseñando a gestionar las emociones y a desenvolverse en las relaciones con mayor facilidad. La TDC se centra en el desarrollo de cuatro habilidades clave: atención plena, tolerancia a la angustia, regulación de las emociones y eficacia interpersonal.

    o La atención plena ayuda a permanecer en el momento presente, reduciendo la ansiedad por el pasado o el futuro.

- La tolerancia a la angustia te dota de estrategias para procesar las emociones dolorosas sin recurrir a comportamientos autodestructivos.

- La regulación de las emociones te enseña a cambiar las respuestas emocionales que perturban tu vida.

- La eficacia interpersonal mejora su capacidad para comunicarse y hacer valer sus necesidades con claridad, fomentando conexiones más sanas.

Al trabajar tus experiencias en terapia, empiezas a comprender la dinámica que ha moldeado tu vida y, lo que es más importante, cómo liberarte de ella. Recomiendo encarecidamente la terapia una vez que te hayas liberado de una relación narcisista. Puede ayudarte a navegar por la maraña de emociones que sientes e identificar áreas que pueden ser más problemáticas de lo que crees.

Hay tanta confusión cuando te liberas de la prisión narcisista e intentas recuperar tu vida. La terapia puede traer tanta claridad y trazar un camino para usted que puede ser más difícil de lograr cuando usted está tratando de encontrar su camino solo a través del laberinto de emociones. Un buen terapeuta será capaz de ayudarle a tomar los pensamientos revueltos y confusión, ayudando a identificar y abordar esas emociones de una manera que le permitirá sanar mucho más rápido. Tener esa personalización uno a uno proporciona un confort y una seguridad que de otro modo no tendrías.

Terapia de grupo

La terapia de grupo ofrece una forma de apoyo diferente pero igualmente valiosa. En un entorno de grupo, se comparte la comprensión, la empatía y el ánimo.

Compartir tu historia en un grupo puede ser fortalecedor, ya que sirve para recordarte que no estás solo en tus luchas. El aspecto comunitario de la terapia de grupo fomenta la empatía y la conexión, permitiéndote establecer relaciones basadas en el apoyo y el respeto mutuos. Es un espacio donde puedes practicar nuevas estrategias de afrontamiento y recibir retroalimentación en un entorno seguro y sin prejuicios. Este viaje compartido puede ser increíblemente curativo, ya que puedes ser testigo de los progresos de los demás y celebrar tus propios hitos.

6.3 Encontrar al terapeuta o consejero adecuado

Encontrar al terapeuta adecuado puede ser como elegir el par de zapatos perfecto: necesita que le queden bien. Con tantas modalidades terapéuticas disponibles, es importante tener en cuenta qué se ajusta mejor a tus necesidades y personalidad.

A la hora de elegir un terapeuta, considere qué es lo que resuena con usted. ¿Le atrae explorar las profundidades de su psique o prefiere herramientas prácticas para afrontar los retos del día a día? La relación terapéutica es una asociación, y es fundamental encontrar a alguien con quien se sienta cómodo y en quien confíe. No dude en preguntar a los posibles terapeutas acerca de sus enfoques y cómo podrían adaptarlos a su situación específica. Recuerda que se trata de tu curación y crecimiento; tienes derecho a buscar lo que te parezca adecuado.

Reflexionar sobre lo que espera conseguir con la terapia puede orientar su decisión. Si no está seguro de por dónde empezar, piense qué quiere cambiar en su vida y qué apoyo necesita para conseguirlo. A veces, el proceso de encontrar al terapeuta adecuado consiste en probar y equivocarse, y eso está bien. Cada paso que des hacia la comprensión y la curación es un paso en la dirección correcta. Confíe en su instinto y sepa que existe el apoyo adecuado.

Ejercicio de reflexión: Exploración de opciones terapéuticas

Tenga en cuenta sus necesidades y preferencias personales a la hora de explorar opciones terapéuticas. En su diario, reflexione sobre las siguientes preguntas para aclarar qué es lo que más le conviene:

- ¿Cuáles son sus principales objetivos terapéuticos? ¿Busca explorar problemas emocionales más profundos o aliviar síntomas específicos?

- ¿Prefiere las interacciones individuales o se siente más cómodo compartiendo experiencias con un grupo?

- ¿Qué opina de los distintos enfoques terapéuticos, como la TCC o la EMDR? ¿Estás abierto a probar nuevas técnicas o tienes experiencias previas que guían tu elección?

Reflexionando sobre estas preguntas, podrá identificar el tipo de terapia que se ajusta a sus necesidades, sentando las bases para un proceso de curación más personalizado y eficaz.

6.4 Construir una nueva identidad

Imagina que estás delante de un lienzo en blanco, listo para pintar tu vida de nuevo. Este es el momento de explorar nuevos intereses y redefinir quién eres, libre de las sombras de los abusos del pasado.

Recuperar tu identidad no sólo es posible, sino que también es necesario para seguir adelante.

Probar nuevas aficiones o clases puede ser como añadir colores vibrantes a tu mundo; cada pincelada es un paso hacia el descubrimiento de pasiones que antes te proporcionaban alegría y satisfacción. Ya sea aprender a tocar un instrumento musical, aprender cerámica, unirse a un club de lectura local, pintar, escribir o cualquier otra actividad que solía iluminar su vida, estas actividades ofrecen nuevas perspectivas y la oportunidad de conocer gente nueva. Te ayudan a reconectar con tus sentidos de la alegría y la curiosidad, recordándote que la vida es un rico tapiz que espera ser explorado. Al adentrarte en estas nuevas experiencias, empiezas a forjar un espacio en el que puede florecer tu identidad. Estos intereses pueden ayudar a reavivar el sentido del propósito.

Los valores personales son la brújula que guía esta exploración. Alinear tus acciones con tus valores fundamentales garantiza que el camino elijas sea satisfactorio y auténtico para ti. Identificar tus valores puede implicar reflexionar sobre lo que realmente te importa, los principios que aprecias y aquello en lo que no puedes transigir. Esta claridad te permite establecer objetivos basados en valores, creando una hoja de ruta que se alinea con tus creencias más profundas. Quizá valores la honradez, la creatividad o la comunidad. Sean cuales sean tus valores, deja que influyan en tus decisiones, dando forma a una vida que se siente bien en su esencia. Cuando tus acciones reflejan tus valores, construyes una vida que resuena con tu verdadero yo, fomentando un sentido de empoderamiento y propósito.

A medida que redefines tu identidad, considera estrategias de autoafirmación que cultiven la confianza y la independencia. Asumir funciones de liderazgo, ya sea en tu comunidad, en el trabajo o a través del voluntariado, puede ser transformador. Estas funciones te desafían a salir de tu zona de confort y a liderar con integridad y visión. Te ayudan a tener confianza en ti mismo, a demostrar que puedes marcar la diferencia e inspirar a los demás. El liderazgo no tiene que ver con el título, sino con la acción y el compromiso.

influencia. Al tomar la iniciativa, afirmas tu capacidad y refuerzas tu autoestima. Cada experiencia refuerza tu independencia y te permite mantenerte firme, sabiendo que tienes las habilidades y la resistencia necesarias para enfrentarte a lo que venga.

Celebrar la individualidad y la singularidad es clave para adoptar una identidad empoderada. Tus rasgos y características únicos no son sólo aspectos de lo que eres; son tus puntos fuertes. La expresión del estilo personal, ya sea a través de la moda, el arte o las elecciones de estilo de vida, es una forma poderosa de honrar tu individualidad. Se trata de dejar que brille tu verdadero yo, sin miedo a los juicios ni a la conformidad. Esta celebración de uno mismo te permite aceptar tus peculiaridades y talentos, viéndolos como ventajas y no como defectos. Al valorar lo que te hace diferente, cultivas un sentimiento de orgullo y confianza en tu identidad. Te das cuenta de que tu singularidad es tu superpoder, que ofrece perspectivas e ideas que nadie más puede ofrecer.

El viaje hacia el autodescubrimiento es profundamente personal y único. Aunque el camino puede estar lleno de desafíos, también es uno de empoderamiento y crecimiento. A través de la auto-reflexión, la reconexión con tus pasiones, y abrazando tu verdadero yo, puedes salir de las sombras del abuso narcisista más fuerte y más resistente que antes.

6.5 Aceptar el cambio y el crecimiento

El cambio es una constante, al igual que las estaciones inevitablemente de una a otra. Aunque puede resultar inquietante, aceptar el cambio abre la puerta al crecimiento y la transformación personales. Considerar el cambio no como una perturbación, sino como una oportunidad, puede cambiar tu perspectiva y permitirte ver nuevas posibilidades y potenciales. Piense en ello como una oportunidad de reescribir su historia, de descartar lo que ya no sirve, y de deja espacio para algo nuevo y enriquecedor. Esta mentalidad convierte el cambio en un poderoso aliado, que te guía hacia un futuro que se siente más alineado con tu verdadero yo. Aceptar el cambio significa dar la bienvenida a lo desconocido con los brazos abiertos, confiando en que cada cambio aporta lecciones y oportunidades de crecimiento.

- Desarrollar una mentalidad flexible es vital, ya que permite ajustar las velas en lugar de resistirse a los vientos del cambio. Flexibilidad significa estar abierto a nuevas ideas y formas de hacer las cosas, aunque al principio parezcan difíciles. Se trata de ver los contratiempos no como fracasos, sino como peldaños hacia el aprendizaje y la mejora.

- El desarrollo personal continuo es la clave para aceptar el cambio. Matricularse en cursos educativos puede reavivar tu pasión por aprender, introduciendo nuevas habilidades y conocimientos que enriquecen tu vida. Ya sea una clase de escritura creativa, un taller de marketing digital o un curso de mindfulness, la educación amplía tus horizontes y expande tu potencial.

- Establecer hitos de crecimiento personal también puede proporcionar dirección y motivación. Estos hitos son marcadores en tu camino, que te guían hacia tus objetivos y celebran cada logro. Te tus progresos y refuerzan tu compromiso con el crecimiento y la transformación.

Leer las historias de transformación de otros también puede servir de inspiración y darnos ejemplos poderosos de cómo abrazar el cambio puede conducir a un profundo crecimiento personal. Por ejemplo, consideremos la historia de una mujer que decidió dedicarse a su pasión por el arte tras años de estancamiento profesional. Se matriculó en clases nocturnas y se dedicó a perfeccionar su arte. En

Con el tiempo, su obra fue reconocida, lo que la llevó a realizar exposiciones y a emprender una nueva carrera como artista a tiempo completo. Su voluntad de aceptar el cambio y adentrarse en lo desconocido transformó su vida de un modo que nunca había imaginado.

Estos relatos ilustran el potencial de crecimiento que hay en cada uno de , a la espera de ser desbloqueado por nuestra apertura al cambio. Nos recuerdan que la transformación es posible y está a nuestro alcance si nos atrevemos a aprovechar las oportunidades que nos brinda el cambio.

6.6 Conexión cuerpo-mente: La curación a través del movimiento

Imagina mover tu cuerpo, el flujo rítmico de los músculos y la respiración trabajando en armonía. En sus múltiples formas, el movimiento se convierte en un poderoso aliado en la curación, ofreciendo beneficios que van más allá de lo físico. Mover el cuerpo puede mejorar el estado de ánimo general y liberar tensiones. El ejercicio también proporciona una sensación de logro, aumentando su confianza y resistencia.

Más allá de los beneficios emocionales inmediatos, mantener la salud física contribuye a la estabilidad general, proporcionando una base sólida para afrontar los retos de la vida. Al realizar actividades físicas, es posible que sus niveles de energía aumenten y que su visión de la vida sea más positiva, lo que le permitirá afrontar los obstáculos con confianza.

Actividad física

El ejercicio y la actividad física son vitales para reducir el estrés y mejorar el estado de ánimo, principalmente debido a la liberación de endorfinas -como mencionadas anteriormente, esas sustancias naturales que levantan el ánimo inundan tu organismo durante y después del ejercicio. Estas endorfinas actúan como un bálsamo suave, calmando el estrés y aportando una sensación de felicidad y bienestar que impregna todo el día. Es posible que el ejercicio regular mejore la calidad del sueño, ayudando a su cuerpo a recuperarse y rejuvenecer, y permitiéndole despertarse renovado y listo para afrontar el día.

El movimiento es más que algo físico: se convierte en una vía hacia un conocimiento más profundo de uno mismo. Al realizar actividades físicasconectas con tu cuerpo de un modo que fomenta la comprensión y el aprecio. Incorporar diversas formas de movimiento a tu rutina puede mejorar esta conexión mente-cuerpo, ya que cada una ofrece sus propios beneficios:

- El yoga, con sus efectos calmantes, proporciona un santuario para encontrar el equilibrio y la serenidad. El suave fluir de las posturas y la concentración en la respiración crean un estado meditativo que permite liberarse del estrés y cultivar la paz interior. Te anima a concentrarte en cada sensación, cada estiramiento y cada respiración. Esta mayor conciencia cultiva una profunda conexión con tu cuerpo, ayudándote a reconocer y liberar tensiones con intención. Es una práctica que consiste en escuchar los susurros del cuerpo, reconocer sus mensajes y responder con cuidado y compasión.

- La danza, en cambio, se convierte en una válvula de escape expresiva, una forma de comunicar emociones y liberar la energía reprimida. Ya sea en una clase estructurada o simplemente moviéndote al ritmo de la música en el salón de tu casa, la danza invita a la alegría y la espontaneidad, reconectándote con los aspectos lúdicos y creativos de ti mismo.

- Caminar por la naturaleza, con su belleza natural y su tranquilidad, se convierte en un ejercicio de atención plena. Mientras caminas, disfruta de las vistas, escucha los sonidos y siente las sensaciones que te rodean, afianzándote en el momento presente y encontrando consuelo en la sencillez de cada paso.

Caminar por la naturaleza es mi método favorito de ejercicio físico. Me cuenta de que, por grande que parezca un problema antes de dar un paseo, se reduce a un tamaño mucho más manejable cuando vuelvo a casa. Es un ejercicio en el que puede participar la mayoría de la gente. Incluso si no puede caminar, salir al aire libre un día cálido y soleado le beneficiará enormemente.

Ya sea una de yoga por la mañana, una clase de baile por la noche o un paseo por la tarde, estas actividades se convierten en tiempo sagrado reservado para ti.

Establecer una práctica de movimiento regular implica crear un programa de ejercicio semanal que se ajuste a su estilo de vida y a sus intereses. Este programa se convierte en tu compromiso de autocuidado, una promesa de dar prioridad a tu bienestar. Con el tiempo, la constancia produce beneficios sostenibles que mejoran la salud física, aumentan la resistencia emocional y profundizan la conexión con uno mismo. En este ritmo regular, encuentras el espacio para sanar, crecer y abrazar cada día con una vitalidad renovada.

A través del movimiento consciente, aprenderás a respetar las capacidades y limitaciones de tu cuerpo, aceptando su ritmo único como fuente de fuerza y resistencia.

6.7 Nutrición y autocuidado como herramientas curativas

Nutrición

Nuestro cuerpo necesita el combustible adecuado para funcionar pleno rendimiento. La nutrición es fundamental para mantener la salud mental, ya que actúa como base del bienestar emocional y psicológico.

Consejos para comer:

- Escuchar las señales del hambre es ; ayuda a distinguir entre el hambre física y la alimentación emocional. Esta conciencia puede evitar el ciclo de comer para hacer frente a las emociones, que a menudo conduce a la culpa y a una mayor angustia emocional.

- La alimentación consciente ofrece un camino hacia una relación más sana con la comida, animándote a saborear cada bocado y a escuchar de verdad las señales de tu cuerpo. El concepto es sencillo pero transformador. Consiste en comer despacio, apreciando los sabores y las texturas de las comidas. De este modo, se disfruta más de la comida y se da tiempo al cuerpo para que avise cuando está lleno, evitando así comer en exceso.

Alimentos que ayudan a regular el estado de ánimo y reducen los síntomas de ansiedad y depresión:

La alimentación consciente fomenta la gratitud por la nutrición que proporcionan los alimentos, transformando la hora de la comida en un ritual enriquecedor en lugar de una necesidad apresurada:

- Aumenta los niveles de serotonina comiendo alimentos como plátanos, avena y pavo. Estos alimentos pueden elevar el estado de ánimo y estabilizar las emociones. La serotonina, un neurotransmisor, suele denominarse la hormona del bienestar. Su producción se ve influida por la ingesta de alimentos ricos en triptófano, que ayudan a regular el estado de ánimo.

- Los ácidos grasos omega-3 favorecen la salud cerebral y se encuentran en las nueces y el salmón. Los ácidos grasos omega-3 son cruciales para mantener las funciones cognitivas y reducir la inflamación, que puede afectar al estado de ánimo y la claridad mental. Al incluir ácidos grasos en tu dieta, le das a tu cerebro las herramientas que necesita para funcionar de forma óptima, reduciendo los síntomas de ansiedad y depresión.

Mantenerse hidratado

La hidratación es vital para mantener el bienestar general. La ingesta adecuada de agua ayuda a todas las células del cuerpo, desde la digestión hasta la regulación de la temperatura. Mantenerse hidratado puede aumentar la concentración, mejorar el estado de ánimo y prevenir la fatiga.

La deshidratación puede provocar dolores de cabeza y alterar las funciones cognitivas. Por lo tanto, integrar suficiente agua en su rutina diaria es crucial. Como recordatorio, beba regularmente a lo largo del día. La hidratación no consiste sólo en calmar la sed; se trata de manteniendo los complejos procesos corporales que te mantienen con energía y concentrado.

Autocuidado

Las rutinas de autocuidado complementan el bienestar nutricional al nutrir la mente y el cuerpo. El autocuidado no es un lujo; es una necesidad para la nutrición emocional. Incorporar prácticas de autocuidado a la rutina diaria puede ayudar a la recuperación emocional y a la creación de resiliencia.

Algunos ejemplos de autocuidado son

- Las rutinas de cuidado de la piel proporcionan momentos de relajación y cuidado, conectar contigo mismo de forma tangible. Dedicar tiempo a limpiar, hidratar y nutrir la piel no es vanidad; es un acto de amor propio, que refuerza que mereces cuidado y atención.

- Las actividades de relajación son un aspecto vital del autocuidado. Ya sea leyendo un libro, sumergiéndose en un baño caliente o en una bañera de hidromasaje, o dando un paseo por la naturaleza, estas actividades reponen la energía y restauran el espíritu.

- Las técnicas de relajación, como la aromaterapia, pueden mejorar estas rutinas. La aromaterapia utiliza aceites esenciales para favorecer la relajación y el equilibrio emocional.

    o Una de las formas en que utilizo la aromaterapia es sumergiéndome en una bañera de agua caliente a la que he añadido sal de Epsom perfumada, como lavanda o manzanilla. Enciendo una vela blanca, pongo música suave de spa de fondo y quemo un incienso   de lavanda , sándalo o incienso. Esto es extremadamente relajante y desintoxicará su sistema. Esto es algo que puedes hacer por ti mismo antes de ir a la cama, ya que te ayudará a dormir profundamente.

- Crear una rutina nocturna relajante puede aumentar aún más su bienestar, preparándole para un sueño reparador y un nuevo comienzo cada día. Considera la posibilidad de incorporar rituales relajantes, como encender una vela o poner música suave, para indicar a tu cuerpo y a tu mente que es hora de desconectar.

- Las salidas creativas para expresarse, como pintar, escribir o tocar música, ofrecen una vía adicional para el autocuidado. Estas actividades aprovechan tu espíritu creativo, proporcionándote una sensación de satisfacción y alegría. Al dedicarte a actividades creativas, puedes descubrir nuevas facetas de ti mismo y, de paso, ganar confianza y resistencia.

El autocuidado repercutirá en la resiliencia emocional, lo que le permitirá recargarse y afrontar cada día con fuerzas renovadas.

Estas prácticas crean un santuario de paz y tranquilidad, un respiro del caos de los factores estresantes cotidianos. Estas rutinas sirven como recordatorio de que cuidarse a uno mismo es una práctica continua que apoya el camino hacia la curación y la resiliencia.

6.8 Prácticas diarias para la resiliencia emocional

Imagine que se despierta cada mañana con una sensación de calma y claridad, listo para afrontar el día con resiliencia y fortaleza. Incorpora estas prácticas diarias para desarrollar la resiliencia emocional y la fortaleza mental.

Diario

Aunque sigo mencionando el diario, no puedo exagerar los beneficios de esta actividad. Los pensamientos desorganizados y revueltos en nuestra cabeza nos mantendrán en un carrusel de confusión e impotencia. Cuando escribas tus pensamientos, te sorprenderá la claridad puede aportar a tus sentimientos. Compartimentará sus pensamientos de que tengan sentido, permitiéndole actuar sobre aquellas cosas que requieren acción o dejar en paz aquellas cosas que no puede controlar. Siempre me sorprende la cantidad de emociones que empiezan a aflorar cuando empiezo a escribir en mi diario. Es como hablar con alguien cuando intentas resolver un problema, y te darás cuenta durante la conversación de que tú mismo te has dado una respuesta a tu propio problema. Esto me ha ocurrido innumerables veces.

Llevar un diario de agradecimiento puede mejorar significativamente su resistencia emocional. Cada día, dedique unos minutos a anotar las cosas por las que se siente agradecido. Estas anotaciones no tienen por qué ser grandiosas; pueden ser tan sencillas como agradecer una taza de café caliente o una sonrisa amable de un desconocido. Con el tiempo, llevar un diario de gratitud puede reconfigurar tu cerebro para que busque la positividad, ayudándote a construir una base sólida de fortaleza emocional. A medida que cultivas la gratitud, puede que descubras que tus retos se convierten en más manejable a medida que tu perspectiva cambia hacia una de abundancia y posibilidad.

Escribir tus pensamientos y sentimientos te permite explorar quién eres más allá de la influencia del narcisista. Es una forma de recomponer poco a poco los fragmentos de tu identidad, reconociendo el dolor pero también celebrando la resiliencia que te ha traído hasta aquí.

Tómese un momento para reflexionar sobre las actividades e intereses que antes le entusiasmaban. En tu diario, haz una lista de las aficiones o pasiones que eran importantes para ti antes de la relación. Escribe por qué disfrutabas de esas actividades y cómo te hacían sentir. Piensa en cómo podrías reintroducirlas en tu vida, aunque sólo sea un pequeño paso al principio. Recuerda que se trata de recuperar la alegría y abrazar quién eres, libre de expectativas externas.

El diario y la reflexión proporcionan un espacio seguro para procesar las emociones y ganar claridad, ayudándote a navegar por sentimientos complejos con comprensión y compasión. Utiliza tu diario para explorar tus pensamientos, miedos y aspiraciones, dejando que tu voz interior se exprese libremente.

Gestión del estrés

Gestionar el estrés de forma eficaz es crucial para mantener la resiliencia emocional. El estrés puede introducirse en tu vida, a menudo sin ser invitado, perturbando tu paz y nublando tu juicio. Pruebe las siguientes técnicas:

- Los ejercicios de respiración breves pueden incorporarse a la rutina diaria. Estos ejercicios pueden ser tan breves como cinco minutos, en los que te sientas en silencio, llevando tu atención a tu respiración. Observa cada inhalación y cada exhalación, dejando que los pensamientos vayan y vengan sin juzgarlos. Esta práctica te ancla en el momento presente, creando una pausa en la corriente de pensamiento constante. Cuando estás estresado, respiras superficialmente, casi conteniendo la respiración. Esto mantendrá la tensión en tu cuerpo, mientras que tomarte el tiempo de ser consciente de tu respiración te relajará casi inmediatamente.

- Los ejercicios de respiración profunda son un método utilizado para controlar el estrés. Cuando te sientas abrumado, haz una pausa y respira lenta y profundamente. Concéntrate en el ritmo de la respiración, permitiendo que cada exhalación libere tensión y cada inhalación aporte calma. Esta práctica puede ayudar a bajar el ritmo cardíaco y reducir la ansiedad, creando una sensación de estabilidad en medio del caos.

  ○ Empiezo el día con Tai Chi Gung a diario. Incorpora la respiración profunda a lo largo de la rutina. Se trata de una práctica suave pero eficaz que mueve el cuerpo, pero aporta una concentración constante en la respiración. Esta práctica me relaja mucho antes de empezar el día. También puedes utilizar otras técnicas de respiración. Prueba diferentes métodos antes de decidirte por la práctica respiratoria que mejor se adapte a ti.

- La relajación muscular progresiva es otra técnica a tener en cuenta, que consiste en tensar y luego relajar distintos grupos musculares del cuerpo. Este ejercicio no sólo alivia la tensión física, sino que también fomenta una sensación de relajación y tranquilidad, lo que facilita hacer frente a los factores estresantes.

6.9 Prácticas de meditación y atención plena

Considera la posibilidad de practicar la meditación, que te invita a hacer una pausa y reconectar contigo mismo en medio del caos de la vida cotidiana. Es una herramienta de curación que ofrece claridad mental y equilibrio emocional. Cuando meditas, creas un espacio en el que el estrés se disuelve y tu mente encuentra una extraña sensación de calma. Esta calma no es sólo un momento fugaz, sino que se convierte en la base de la resiliencia.

Con la práctica regular, la meditación ayuda a mejorar el enfoque y la concentración, lo que permite afrontar los retos de la vida con una presencia centrada y enraizada. Esta claridad agudiza tu conciencia, lo que te permite responder a las situaciones con una intención reflexiva en lugar de con un impulso reactivo.

La meditación también creará un espacio para escuchar tu voz interior y te ayudará a desconectar del ruido del mundo, lo que te permitirá centrarte en tus verdaderos deseos y objetivos personales. Mientras te sientas en quietud, piensa en lo que quieres conseguir, lo que te llena y los pasos que puedes dar para lograrlo. Esta práctica de autorreflexión fomenta la claridad y la intención, ayudándote a alinear tus acciones con tus valores. Se trata de entender no sólo lo que quieres, sino por qué lo quieres y cómo se alinea con lo que eres.

La meditación no es un método único, y las distintas técnicas se adaptan a diferentes necesidades y preferencias:

- Las sesiones de meditación guiada ofrecen un enfoque estructurado, en el que sigues la voz de un narrador para explorar temas como la relajación, la gratitud o la autocompasión. Esta guía puede ser excepcionalmente reconfortante si eres nuevo en la meditación, ya que proporciona un marco suave para facilitarte la práctica.

- La meditación del amor amable se centra en cultivar la compasión por uno mismo y por los demás. Esta técnica consiste en ofrecer en silencio frases de buena voluntad, como "Que sea feliz, que esté sano", ampliando poco a poco esta bondad para abarcar a las personas de tu vida. Esta práctica aumenta la empatía y fomenta un profundo sentimiento de conexión, recordándote la experiencia humana compartida.

- La meditación de atención plena por la mañana es una de las formas más eficaces de empezar el día. Esta práctica consiste en dedicar unos momentos a concentrarse en la respiración y centrar los pensamientos. Al hacerlo, creas un espacio mental libre del ruido y el caos de la vida cotidiana, lo que te permite abordar los retos con la mente despejada.

La meditación de atención plena te ayuda a cultivar la conciencia y la presencia, lo que te permite navegar por las turbulencias emocionales con gracia y serenidad. Esta práctica te anima a centrarte en el presente, anclando tus pensamientos y acallando el ruido de la ansiedad. Empezar a practicar la atención plena puede parecer abrumador, pero comienza con unos sencillos pasos.

Puedes prolongar estas sesiones una vez que te sientas cómodo con ellas, permitiendo que esta práctica se convierta en una parte natural de tu día a día. Al reservar un tiempo cada día, creas un hábito que nutre tu bienestar, ofreciéndote un refugio contra el estrés y la ansiedad.

Al integrar la meditación en tu vida, descubrirás que sus efectos se extienden e influyen en tu forma de relacionarte con el mundo. Aumenta tu capacidad de escucharte a ti mismo y a los demás, cultivando la compasión y la comprensión. Esta atención plena infunde presencia a tus interacciones, permitiéndote estar más en sintonía con las necesidades y emociones de los que te .

A través de la meditación, desarrollas un conjunto de herramientas para afrontar los retos de la vida, sabiendo que puedes volver a este espacio de tranquilidad siempre que lo necesites.

La constancia es la clave para aprovechar todos los beneficios de la meditación. Establecer una rutina diaria de meditación, aunque sea breve, refuerza la práctica. Considere la posibilidad de fijar un momento específico cada día para meditar, tal vez por la mañana para empezar el día con calma o por la noche para relajarse antes de dormir. Un espacio dedicado a la meditación -un rincón tranquilo con un cojín o una silla- también puede reforzar tu compromiso. Con el tiempo, esta rutina se convierte en un ritual muy apreciado, un momento de paz que se espera con impaciencia. La meditación es una forma de estar contigo mismo, estés donde estés. Esta práctica regular profundiza la conexión con tu yo interior, fomentando la resistencia y la claridad que se extiende más allá del cojín de meditación.

Como ejemplo personal, utilizo la meditación con sonidos después de acostarme. Es la parte más tranquila del día y sé que no me van a interrumpir. Meditar en este momento me relaja y me permite conciliar el sueño más fácilmente. Utilizar el sonido para meditar reconfigura el cerebro, sincronizando los dos hemisferios, y beneficiará tu felicidad y paz interior. Investiga la meditación con sonidos para ver si te puede funcionar. A mí me resultó más fácil utilizar este método que el tradicional para aquietar la mente.

Independientemente del método de meditación que utilices, es una habilidad que lleva tiempo desarrollar. Sin embargo, con la práctica, la meditación puede ofrecer una profunda paz interior, claridad y resistencia. Al centrar tus pensamientos y abrazar el momento presente, puedes crear un espacio mental libre de heridas pasadas y preocupaciones futuras.

Gratitud

Practicar la gratitud durante las transiciones también puede ser transformador. Al centrarse en los aspectos positivos, incluso en los momentos difíciles, se cultiva un sentimiento de satisfacción y aprecio por el camino recorrido. La gratitud desplaza la atención de lo que falta a lo que abunda, fomentando la resiliencia y una actitud positiva.

6.10 Las ventajas de estar solo

Tomarse tiempo para estar solo no es un método tradicional de curación, y normalmente no se aborda. Una vez que dejas una relación abusiva, necesitas pasar tiempo solo contigo mismo. Es una forma de ponerte en contacto con tu verdadero yo, reflexionar sobre tus objetivos y considerar las cosas que te aportan más satisfacción y alegría. Necesitas tiempo para orientarte antes de seguir adelante. Está bien recibir opiniones de los demás, pero nosotros sabemos mejor que qué es lo que nos aporta más satisfacción y felicidad. Nuestra sociedad nos anima a implicarnos y a estar ocupados. Mantenernos ocupados sin dejarnos tiempo para reflexionar nos distrae de centrarnos en las cosas que realmente importan. Si no te tomas tiempo para ti ahora, estarás ocupado con otras cosas que llenarán ese vacío.

Cuando enviudé, al principio me sentí completamente perdida. Había pasado tantos años centrada en mi marido y sus necesidades, así como cuidando de él en el último año de su vida, que había descuidado mis propias necesidades. Me di cuenta de que ya no me conocía. Aunque experimenté la soledad esos dos primeros años, el tiempo a solas me dio mucho tiempo para pensar y determinar lo que quería para mí y para mi futuro. Realmente no sabía quién era, ya que me había sumergido por completo en la vida, los gustos y las aversiones de mi marido.

Ese tiempo a solas fue increíblemente valioso y sanador para mí. Me dio una claridad que no habría tenido si hubiera intentado distraerme con soluciones temporales y ocupaciones para olvidar mi pérdida.

Aunque el final de mi relación se debió a la muerte de mi marido, el final de tu relación narcisista y abusiva provocará la emoción del duelo y experimentarás todas las etapas del duelo. Espere esto, honre las emociones que surgen y dese todo el tiempo que pueda para procesar estas emociones. Con el tiempo, te encontrarás valorando tu tiempo a solas y volviéndote muy protector de ese tiempo.

Mantenerte alejado de una relación sentimental el mayor tiempo posible también será beneficioso, ya que puede convertirse en otra distracción. Te encuentras en una etapa vulnerable que requiere reflexión interior, y sumergirte en una relación cercana en esta etapa crítica te restará sanación. Volverás a centrarte en otra persona y no en ti mismo.

Sé que es tentador buscar un romance para llenar el vacío en el que te encuentras, pero no te servirá en esta coyuntura crítica. Eres vulnerable y descubrirás que tienes muchos puntos desencadenantes que podrían afectar negativamente a una nueva relación en este momento. No sería justo ni para usted ni para su nuevo interés romántico.

Conócete a fondo y cúrate para poder seguir adelante con tu vida y abrazar una relación amorosa y sana cuando llegue el momento.

RESUMEN del CAPÍTULO 6

Pasos hacia la curación

Terapia

- La terapia individual proporciona apoyo y orientación estructurados.

    o La terapia cognitivo-conductual (TCC) se utiliza para tratar el trauma asociado al abuso narcisista. La TCC se centra en identificar y replantear los patrones de pensamiento negativos.

    o La desensibilización y reprocesamiento por movimientos oculares (EMDR) es una poderosa herramienta para procesar el trauma. La EMDR utiliza movimientos oculares guiados para ayudarle a procesar e integrar los recuerdos traumáticos, reduciendo su impacto emocional. Esta técnica puede aliviar la ansiedad y los síntomas del TEPT, ofreciendo un camino hacia la paz y la claridad.

    o La terapia psicodinámica ofrece una inmersión profunda en la comprensión de cómo las experiencias pasadas moldean el comportamiento presente.

    o La terapia dialéctico-conductual (TDC) se centra en el desarrollo de cuatro habilidades clave: atención plena, tolerancia a la angustia, regulación de las emociones y eficacia interpersonal.

- La terapia de grupo proporciona un entorno seguro y de apoyo para compartir sus experiencias con otras personas que han vivido experiencias similares.

Reconstruya su identidad

- Pruebe nuevas aficiones o clases.

- Alinea tus acciones con tus valores fundamentales para asegurarte de que tu camino es satisfactorio y auténtico.

- Aplicar estrategias de autocapacitación que cultiven la confianza y la independencia.

- Celebrar la individualidad y la singularidad es clave para adoptar una identidad empoderada. Tus rasgos y características únicos no son solo aspectos de lo que eres; son tus puntos fuertes.

- Acepta el cambio acogiendo lo desconocido con los brazos abiertos, confiando en que cada cambio te aportará lecciones y oportunidades de crecimiento.

- Desarrolle una mentalidad flexible estando abierto a nuevas ideas y formas de hacer las cosas, aunque inicialmente parezcan un reto.

- El desarrollo personal continuo implica un compromiso con el aprendizaje permanente y la superación personal.

- Establece hitos de crecimiento personal que marquen tu camino, guiándote hacia tus objetivos y celebrando cada logro.

Ejercicio y actividad física

El ejercicio y la actividad física son vitales para reducir el estrés y mejorar el estado de ánimo, principalmente debido a la liberación de endorfinas, esas sustancias naturales que levantan el ánimo y que inundan el organismo durante y después del ejercicio. Algunos ejercicios beneficiosos son:

- yoga
- baile
- caminar por la naturaleza
- natación
- ir a un gimnasio
- senderismo

Nutrición

La nutrición también es fundamental para mantener la salud mental, y es la base del bienestar emocional y psicológico.

- La alimentación consciente ofrece una vía para desarrollar una relación más sana con la comida.
    - Escuchar las señales del hambre ayuda a distinguir entre el hambre física y la alimentación emocional.
    - Aumenta los niveles de serotonina comiendo alimentos plátanos, avena y pavo.

- Los ácidos grasos omega-3 reducen los síntomas de ansiedad y depresión para la salud cerebral. Estos nutrientes se encuentran en el salmón y las nueces.

- Mantenerse hidratado puede aumentar la concentración, mejorar el estado de ánimo y prevenir la fatiga.

Rutinas de autocuidado

- Limpia, hidrata y nutre tu piel, reforzando que mereces cuidado y atención.

- Prueba técnicas de relajación, como:

    - Lee un libro.

    - Sumérgete en un baño caliente.

    - Disfrute de un momento tranquilo en la naturaleza.

- Crear una rutina nocturna tranquilizadora le indicará a tu cuerpo que es hora de relajarse.

    - Enciende una vela.

    - Pon música suave.

- Crear vías de expresión, como pintar, escribir o tocar música, puede ofrecer una vía adicional de autocuidado.

Gestión del estrés

La meditación, o reflexión en silencio, crea un espacio para escuchar tu voz interior. Prueba las técnicas siguientes:

- Los ejercicios cortos de respiración llevan tu atención al momento presente y pueden ser tan breves como cinco minutos.

- Los ejercicios de respiración profunda ayudan a liberar la tensión y el estrés centrándose en el ritmo y la profundidad de la respiración.

- La relajación muscular progresiva puede ayudar a aliviar la tensión y relajar los grupos musculares.

- La meditación guiada puede ser especialmente reconfortante si eres nuevo en la meditación.

- La meditación del amor amable se centra en cultivar la compasión por uno mismo y por los demás.

- La meditación de atención plena centra tus pensamientos y abraza el momento presente. Esta práctica crea un espacio mental libre de heridas pasadas y preocupaciones futuras.

Además de la meditación, la gratitud desplaza tu atención de lo que te falta a lo que te sobra. El tiempo a solas también te ayudará a recuperar el sentido de ti mismo y a curar tus heridas.

Capítulo 7:

Historias personales y testimonios

Imagina un barco atrapado en una tormenta, con las olas chocando implacablemente contra su casco; el capitán lucha por mantener el control, la tripulación se aferra a la esperanza en medio del caos. Estas imágenes reflejan la experiencia de navegar por la vida después de un abuso narcisista, donde las tempestades emocionales desafían tu determinación y ponen a prueba tu fortaleza.

Los supervivientes se enfrentan a menudo a un sinfín de obstáculos, cada uno de los cuales exige resiliencia y creatividad para superarlos. Los reveses emocionales, como las olas implacables, pueden resultar abrumadores. Puede que te encuentres reviviendo recuerdos dolorosos o dudando de tu progreso. Estos contratiempos son normales y forman parte del proceso de curación, pero también pueden ser desalentadores.

Las cuestiones legales y financieras suelen acompañar el camino hacia la recuperación, añadiendo otra capa de complejidad. Tanto si se trata de desentrañar las finanzas compartidas, como de lidiar con batallas por la custodia o simplemente de encontrar un terreno estable tras una relación abusiva, estos retos exigen resolver los problemas con lucidez. Los enfoques creativos son esenciales.

Tomemos, por ejemplo, la historia de Sarah, una madre soltera que se enfrentaba a una batalla por la custodia con su ex narcisista. Encontró apoyo en un servicio comunitario de asistencia jurídica, que le proporcionó orientación y representación cuando no podía pagar un abogado privado.

abogada. Navegó por el sistema legal buscando ayuda y asegurando un entorno estable para sus hijos. Su historia pone de relieve la importancia de buscar recursos y crear una red de apoyo que ofrezca ayuda práctica y emocional.

Mientras superas tus propios retos, recuerda que la resiliencia no consiste sólo en recuperarse, sino en adaptarse y crecer a pesar de la adversidad. Implica reconocer los contratiempos sin dejar que te definan. El desarrollo de la resiliencia suele empezar con pequeños pasos. Puedes centrarte en establecer objetivos alcanzables, celebrar pequeñas victorias y cultivar una mentalidad que acepte la flexibilidad y el cambio. Estas estrategias te ayudan a capear las tormentas emocionales y te proporcionan una base de fortaleza y confianza que crece con el tiempo.

Como superviviente, no se puede exagerar el poder de la resolución creativa de problemas. Consideremos la historia de Alex, que se enfrentó a la inestabilidad financiera tras dejar una relación abusiva. En lugar de sentirse atrapado, exploró oportunidades como autónomo en su campo, lo que le permitió estabilizar sus ingresos manteniendo la flexibilidad. Este planteamiento no sólo mejoró su situación económica, sino que también reforzó su autoestima e independencia. La resolución creativa de problemas te permite afrontar los obstáculos con una nueva perspectiva, convirtiendo los retos en oportunidades de crecimiento.

Quizá la lección más profunda sea la capacidad de ver los obstáculos como oportunidades. Cada reto es una oportunidad de aprender y crecer, y de cambiar la narrativa de víctima por la de empoderamiento. Cuando te enfrentes a contratiempos, pregúntate: *¿Qué puedo aprender de esto? ¿Cómo puede esta experiencia hacerme más fuerte?* Adoptar esta mentalidad transforma los obstáculos en peldaños. Cambia el enfoque de lo que has perdido a lo que puedes ganar, fomentando un sentimiento de esperanza y posibilidad.

7.2 Aprender de los demás: Casos prácticos de resiliencia

En el tapiz de la experiencia humana, las historias de resiliencia brillan con luz propia, iluminando caminos que antes se creían intransitables.

Consideremos el caso de Linda, que soportó una relación de una década con una pareja narcisista. Su vida era una serie de interacciones controladas; su autoestima se veía mermada por el menosprecio y la manipulación constantes. El camino de Linda hacia la recuperación comenzó cuando se dio cuenta de que no estaba sola. Acudió a un grupo de apoyo local y encontró consuelo en las experiencias compartidas. Esta red se convirtió en su salvavidas, ofreciéndole una empatía y una comprensión que no había conocido en años. A través de estas conexiones, Linda descubrió el poder de la curación colectiva, donde la fuerza de cada persona reforzaba la de la siguiente.

La terapia desempeñó un papel fundamental en la recuperación de Linda. Con la orientación de un terapeuta compasivo, empezó a desenredar los hilos de manipulación que habían enredado su mente. La terapia le ofreció un espacio seguro para explorar emociones reprimidas durante mucho tiempo, ayudándola a reconstruir su identidad. El consejero introdujo técnicas como la terapia cognitivo-conductual, que desafiaba los patrones de pensamiento negativos y fomentaba una imagen más sana de sí misma. Esta relación terapéutica fue algo más que simples sesiones; fue una asociación para la curación, en la que Linda aprendió a confiar en su propia percepción de la realidad. El proceso fue transformador, permitiéndole establecer límites que honraban su recién descubierta autoestima.

De la historia de Linda se desprenden varios puntos clave. En primer lugar, nunca se insistirá lo suficiente en la importancia de las redes de apoyo. Ya sea a través de amigos, familiares o grupos de apoyo, estas conexiones proporcionan una base de fortaleza. Te recuerdan que eres no estar aislado en tu lucha, ofreciendo un coro de voces que validan tus experiencias. A continuación, establecer límites personales se convierte en una poderosa herramienta para recuperar la autonomía. Linda aprendió a articular claramente sus necesidades y límites, una habilidad que al principio le pareció desalentadora, pero que se hizo más natural con la práctica. Los límites no son muros; son pautas que protegen tu bienestar y fomentan interacciones más sanas.

Los resultados de la resiliencia de Linda son evidentes en la vida que ha forjado tras su recuperación. Profesionalmente, se dedicó al trabajo social, inspirada por sus propias experiencias para ayudar a otros a recorrer caminos similares. Esta nueva dirección le proporcionó estabilidad económica y una sensación de propósito y realización. Linda cultivó relaciones basadas en el respeto y la comprensión mutuos. Aprendió a confiar de nuevo, aunque con cautela, y se rodeó de personas que la valoraban por lo que realmente era. Su viaje es un testimonio de la capacidad humana para el cambio, que ilustra cómo la resiliencia puede conducir a una profunda transformación.

Otro caso que pone de relieve la resiliencia es el de David, que pasó años en un matrimonio marcado por el debilitamiento sutil y el retraimiento emocional. Las tendencias narcisistas de su pareja le hicieron cuestionarse su valía, atrapado en un bucle de dudas sobre sí mismo. El punto de inflexión llegó cuando David asistió a un taller sobre inteligencia emocional. Allí se encontró con conceptos que le resonaron profundamente, que le impulsaron a la autorreflexión y al crecimiento. El taller le proporcionó herramientas para reconocer y gestionar sus emociones, lo que le permitió tomar las riendas de su vida.

El papel de la terapia reforzó aún más la resiliencia de David. El contacto con un terapeuta le ayudó a procesar las cicatrices emocionales de su matrimonio. Exploraron estrategias para recuperar la confianza y la autoestima, desmontando gradualmente la creencia de que era inadecuado. A través de la terapia, David aprendió a perdonarse a sí mismo por decisiones pasadas, liberándose de la vergüenza que le había atado a las críticas de su pareja. Este proceso de auto

La aceptación fue liberadora y le permitió abrazar sus propios puntos fuertes y su potencial.

Las lecciones del viaje de David ponen de relieve importancia de la autoconciencia. Al comprender sus desencadenantes emocionales y sus respuestas, David recuperó el control sobre sus reacciones, reduciendo el poder que su pareja tenía sobre él. Este autoconocimiento se extendió al establecimiento de límites, un paso crucial en su recuperación. La capacidad de David para establecer límites firmes pero compasivos impidió que siguiera siendo manipulado emocionalmente, creando un espacio en el que pudo curarse y crecer.

Los resultados de la resiliencia de David se ven en su renovado entusiasmo por la vida. Redescubrió aficiones que había dejado de lado y encontró alegría en actividades que alimentaban su espíritu. Profesionalmente, David exploró oportunidades que se alineaban con sus valores, lo que le llevó a un cambio de carrera satisfactorio. Su vida personal también floreció al establecer vínculos basados en la honestidad y los intereses compartidos. La historia de David ejemplifica cómo la resiliencia puede transformar la adversidad en una oportunidad de crecimiento personal y profesional, ilustrando el profundo impacto de la curación y el autodescubrimiento.

7.3 Experiencias compartidas: Comunidad y conexión

Tras un abuso narcisista, encontrar una comunidad que comprenda tus experiencias puede ser como descubrir un oasis en el desierto. Las experiencias compartidas tienen un poder único para fomentar la curación y el apoyo. Cuando te conectas con otros que han recorrido un camino similar, te das cuenta de que no estás solo. Esta comprensión puede ser un salvavidas que te proporcione la validación y la empatía que podría haber estado echando de menos en tu vida .

La participación en grupos de apoyo ofrece un espacio seguro para compartir su historia y escuchar las experiencias de los demás, creando vínculos que reconfortan y fortalecen. En estos grupos, ya sean en línea o presenciales, encontrarás a personas que hablan tu mismo idioma, que asienten con la cabeza para comprenderte cuando les cuentas las vueltas y revueltas de tu viaje.

Encontrar una comunidad de apoyo proporciona ayuda tanto emocional como práctica, ayudándote a navegar por las complejidades de la curación. Los foros en línea, por ejemplo, ofrecen una plataforma en la que puedes compartir historias y pedir consejo a un grupo diverso de personas. Estos foros crean un sentido de pertenencia al relacionarse con otras personas que entienden los matices del abuso narcisista. Los encuentros locales para supervivientes ofrecen otro nivel de conexión, reuniendo a personas en espacios compartidos para formar vínculos reales y tangibles. En estos entornos, puedes mirar a alguien a los ojos y ver un reflejo de tus propias luchas y triunfos. El poder de una comunidad reside en su capacidad para transformar el aislamiento en solidaridad, dándote el valor para expresar tus experiencias y la fuerza para escuchar a los demás.

A través de diversas historias comunitarias, podrá ser testigo de la fuerza y la solidaridad que surgen de la curación colectiva. Pensemos en la historia de una mujer que, tras años de silencio, encontró su voz en un grupo de apoyo. Rodeada de otras personas que se habían enfrentado a retos similares, se animó a compartir su historia por primera vez. La respuesta del grupo fue abrumadora, ofreciéndole la validación y el aliento que alimentaron su proceso de curación. Otro individuo, un hombre que se había sentido aislado en su experiencia, descubrió una comunidad en línea que le proporcionó apoyo y se convirtió en una fuente de amistades para toda la vida. Estas historias ilustran cómo la comunidad puede ser un poderoso catalizador para la curación, ofreciendo tanto un espejo como una ventana a través de la cual mirar tu propio viaje.

La creación de redes de apoyo es un paso crucial en la recuperación. Muchas de estas redes u organizaciones organizan eventos o talleres que ofrecen la oportunidad de conectar con otras personas en situaciones similares. Los recursos en línea también pueden orientarte hacia foros o encuentros virtuales adaptados a tus necesidades. Cuando te unas a un grupo nuevo, tómate tu tiempo para escuchar y observar, y encuentra un espacio en el que te sientas cómodo y seguro. Si te animas a crear tu propia red de apoyo, empieza por invitar a algunas personas de confianza a reunirse y compartir sus experiencias. Establece normas básicas que den prioridad al respeto y la confidencialidad, garantizando que todos los miembros se sientan seguros y escuchados.

A través del poder de las experiencias compartidas, puedes encontrar la fuerza en la conexión. Formar parte de una comunidad te ayuda a darte cuenta de que, aunque el camino sea difícil, no tienes por qué recorrerlo solo.

7.4 Triunfo sobre el trauma:
Narrativas personales

Navegar a través de las secuelas del abuso narcisista a menudo se siente como armar un rompecabezas con piezas faltantes. Sin embargo, en medio de los fragmentos del trauma pasado, hay historias de personas que no sólo han sobrevivido, sino que han prosperado.

Permítanme compartir la historia de Emma, que una vez se encontró encadenada por el abuso emocional. Tras escapar de una relación narcisista, se sentía como una sombra de sí misma: su confianza y seguridad estaban por los suelos. Sin embargo, el punto de inflexión se produjo durante una conversación nocturna con una amiga íntima. Mientras Emma desahogaba su corazón, experimentó una ruptura emocional. Ese momento de vulnerabilidad se transformó en un catalizador del cambio y la impulsó a recuperar su vida. Emma se embarcó en un camino de autodescubrimiento, asistiendo a terapia y reconstruyendo poco a poco su autoestima. Gracias a ello proceso, aprendió a confiar de nuevo en los demás, formando relaciones basadas en el respeto y la comprensión mutuos.

El viaje de Emma desde el victimismo al empoderamiento es un testimonio de la resistencia del espíritu humano. Al poner límites y abrazar su nueva fuerza, estableció relaciones sanas que reflejaban sus valores. Esta transformación no fue instantánea; requirió paciencia y autocompasión. Emma se dio cuenta de que su valía no la definía el pasado, sino las decisiones que tomaba en el presente. Su historia ilustra que el empoderamiento es un viaje profundamente personal, marcado por la introspección y el valor de aceptar el cambio. Cuando Emma encontró su voz, también encontró un sentido renovado de su propósito. Empezó a trabajar como voluntaria en un refugio local para mujeres, compartiendo sus experiencias para inspirar y apoyar a otras. Esta nueva pasión le dio riqueza y plenitud a su vida, demostrando que el dolor puede ser una poderosa motivación para el cambio positivo.

Otro relato inspirador es el de Mark, que, tras una década soportando una sutil manipulación y control, decidió reescribir su historia. Durante años, Mark se sintió atrapado en un ciclo de autodesprecio: cada decisión se veía ensombrecida por el miedo a la desaprobación. Pero un día, mientras asistía a un taller sobre desarrollo personal, experimentó un cambio de perspectiva. Rodeado de personas con ideas afines, Mark se dio cuenta de que no estaba solo en su lucha. Este sentimiento de comunidad encendió una chispa de esperanza que le animó a tomar las riendas de su vida. La transformación de Mark empezó con pasos pequeños pero significativos. Empezó a anotar sus pensamientos en un diario, una práctica que le ayudó a procesar sus emociones y a seguir sus progresos. Esta autorreflexión le permitió identificar pautas de comportamiento que ya no le servían. Poco a poco, Mark fue construyendo una nueva imagen de sí mismo, basada en la autenticidad y la autoaceptación.

A medida que aumentaba la confianza de Mark, también lo hacía su capacidad para establecer contactos significativos. Se aventuró en nuevos círculos sociales, buscando interacciones que enriquecieran su vida. Estas relaciones se convirtieron en un testimonio de su crecimiento, cada una de ellas reforzando la creencia de que merecía amor y respeto. El viaje de Mark pone de relieve el poder de la autoconciencia para superar el trauma. Al comprender sus desencadenantes y sus respuestas, fue capaz de superar los retos con resiliencia y gracia. Su historia es un faro de esperanza que demuestra que el camino hacia la curación está lleno de oportunidades de crecimiento y transformación.

En estos relatos se ilustran vívidamente los pasos y los hitos de la curación. Tanto Emma como Mark muestran que la curación empieza por reconocer el dolor y optar por seguir adelante. Implica aceptar la vulnerabilidad y buscar el apoyo de personas de confianza. A través de la terapia, la comunidad o la reflexión personal, cada paso adelante es un testimonio de fortaleza y compromiso con el cambio. Estas historias recuerdan que, aunque las cicatrices del trauma nunca desaparezcan del todo, pueden convertirse en un testimonio de tu resistencia y capacidad de crecimiento.

Las historias de superación de traumas son un poderoso recordatorio de que la curación es posible. Ofrecen la esperanza de que tu propia historia puede reescribirse y llenarse de nuevos capítulos de valentía, empoderamiento y propósito. Uno no se define por las experiencias del pasado, sino por las decisiones que toma hoy. Que al leer estas historias encuentres inspiración para explorar las posibilidades que te esperan y la fuerza para emprender el camino de la curación.

7.5 Historias de supervivencia y fortaleza

La resiliencia es un hilo entretejido en el tejido de la supervivencia, una testimonio de la capacidad del espíritu humano para perdurar y prosperar a pesar de la adversidad. Para muchos supervivientes, superar la dependencia económica es un hito importante en su camino hacia la recuperación.

Veamos la historia de Jane, que se encontró económicamente atada a una pareja que utilizaba el dinero como medio de control. Tras años diciéndole que no podía arreglárselas sola, Jane tomó la valiente decisión de tomar las riendas de sus finanzas. Se matriculó en talleres de elaboración de presupuestos, aprendió nuevas técnicas y encontró un trabajo que le proporcionó independencia económica y le devolvió la confianza en sí misma. La resistencia de Jane para superar la dependencia financiera pone de relieve el efecto fortalecedor de tomar las riendas de la propia vida, demostrando que nunca es demasiado tarde para recuperar el poder y la autonomía.

El viaje de una madre soltera como Lisa, que navegó por las turbulentas aguas de la independencia tras dejar una relación abusiva, sirve de faro de esperanza para otros. Al principio, Lisa se sintió abrumada al tener que compaginar el trabajo, el cuidado de los niños y las cicatrices emocionales de su pasado. Sin embargo, sacó a relucir una fuerza interior que no sabía que poseía. Con el apoyo de sus amigos y de los recursos de la comunidad, Lisa consiguió crear un entorno familiar estable para sus hijos mientras estudiando. Su determinación para construir una nueva vida desde cimientos ilustra cómo la resiliencia puede transformar retos abrumadores en peldaños para el crecimiento personal. La historia de Lisa no trata solo de sobrevivir, sino de redefinir su vida a su manera y ofrecer un espacio propicio a su familia.

El viaje de un superviviente tras el divorcio ofrece otra gran oportunidad para la reconstrucción y la renovación. Pensemos en David, por ejemplo, que decidió empezar de nuevo tras dejar un matrimonio manipulador. La disolución de su matrimonio no fue sólo un final, sino un principio: la oportunidad de redescubrir sus pasiones y redefinir su identidad. David encontró consuelo en las actividades creativas, que se convirtieron en salidas terapéuticas para procesar sus emociones. También forjó nuevas amistades que celebraban su autenticidad. A través de estas conexiones, David se dio cuenta de que su valía no estaba determinada por sus relaciones pasadas, sino por sus actos y decisiones de cara al futuro. Su historia es un testimonio de la resistencia del espíritu humano, que demuestra la capacidad de superar las dificultades del pasado y abrazar un futuro lleno de promesas y potencial.

Al igual que David, otro joven profesional llamado Alex emprendió su propio camino de autodescubrimiento tras abandonar un entorno laboral tóxico. Alex se enfrentaba a un lugar de trabajo marcado por un liderazgo narcisista, en el que cuestionaba constantemente sus capacidades. Salir de ese entorno fue desalentador, pero le abrió las puertas a la autoexploración y el crecimiento. Alex persiguió intereses que había tenido latentes durante mucho tiempo y tomó cursos que reavivaron su pasión por aprender. Este viaje de autodescubrimiento mejoró sus perspectivas profesionales y enriqueció su vida personal. El relato de Alex subraya la importancia de escuchar la voz interior de cada uno y el valor que hace falta para seguir un camino que esté en consonancia con los valores y aspiraciones personales.

Como demuestran todas las historias, la fuerza interior es un elemento esencial para superar situaciones difíciles, una fuerza silenciosa que impulsa a las personas a seguir adelante, incluso cuando el camino no está claro. Esta fortaleza nace a menudo de la necesidad, y surge en momentos de profunda vulnerabilidad. Es la determinación de levantarse cada día y enfrentarse al mundo con resiliencia, a pesar de las sombras del pasado. Para muchos supervivientes, acceder a esta reserva interior de fuerza es un proceso gradual. Implica reconocer los miedos, aceptar las debilidades y reconocer su poder interior para superarlas. Ya sea a través de la meditación, la reflexión o el apoyo de los seres queridos, acceder a esta fuerza interior permite a los supervivientes afrontar los retos de la vida con gracia y fortaleza. Es un recordatorio de que, aunque el camino puede estar plagado de obstáculos, el espíritu humano es capaz de una resistencia y una transformación extraordinarias.

7.6 Empoderamiento a través del viaje de los demás

En el paisaje de la recuperación, el empoderamiento suele surgir a través de las historias de quienes han transformado la adversidad en triunfo.

Pensemos en la historia de María, una persona antaño modesta que encontró su vocación en el mundo empresarial. Su pasado estuvo marcado por las sombras de la manipulación y el control, pero ella imaginó un futuro definido por la independencia y la autosuficiencia. El camino de María hacia la propiedad de un negocio no fue sencillo; estuvo lleno de momentos de duda y ecos de críticas pasadas. Sin embargo, utilizó estos retos como motivación para perseguir su visión.

María empezó con una pequeña idea: una tienda online de productos artesanales únicos. Los primeros pasos le parecieron desalentadores, pero se apoyó en su ingenio, en su creatividad y en su resiliencia para sortear las complejidades de poner en marcha un negocio. Cada venta, por pequeña que fuera, representaba una victoria sobre las voces que le decían que no podría triunfar. A medida que su negocio crecía, también lo hacía la confianza de María. Descubrió que la capacidad de tomar decisiones y forjar su destino según sus propios términos la empoderaba. Su éxito trascendió las ganancias económicas; fue un testimonio de su capacidad para reivindicar su propia historia y construir una vida llena de propósito y autonomía.

También está Rachel, una superviviente que convirtió sus experiencias en una fuerza de cambio. Tras sufrir años de abusos emocionales, comprendió profundamente el poder de la defensa. Rachel descubrió su voz mientras trabajaba como voluntaria en un refugio local, donde ofrecía apoyo a otras personas que recorrían caminos similares. Este trabajo encendió su pasión y pronto se convirtió en una de las principales defensoras de las víctimas de malos tratos en su comunidad. La labor de defensa de Rachel se extendió más allá del refugio. Empezó a hablar en conferencias, compartiendo su historia para concienciar e inspirar a otros. Sus palabras tenían el peso de la experiencia de primera mano y resonaban en el público, que veía en ella un faro de esperanza y resistencia.

La trayectoria de Rachel está marcada por el compromiso de crear un cambio tangible. Trabajó incansablemente para influir en la política, colaborando con los legisladores para reforzar la protección de los supervivientes. Sus esfuerzos contribuyeron a la puesta en marcha de nuevas iniciativas que proporcionaron recursos y apoyo a quienes lo necesitaban. A través de la defensa, Rachel encontró la curación y el empoderamiento, transformando su dolor pasado en un poderoso catalizador para el cambio social. Su trabajo ayudó a los demás y reforzó su propio sentido de agencia y propósito.

Las historias de María y Raquel ponen de relieve el poder transformador de la autonomía. Demuestran cómo recuperar el control sobre la propia vida y utilizar las experiencias personales como plataforma de crecimiento puede conducir a una profunda autorrealización. Estos relatos subrayan la importancia de perseguir pasiones que se alineen con los valores personales, ilustrando cómo el empoderamiento puede manifestarse de diversas formas. Para María, fue el espíritu empresarial, una representación tangible de su independencia. Para Raquel, la defensa de sus intereses, una forma de dar voz a quienes se sienten sin ella.

Estas historias sirven para recordar que el empoderamiento no es un destino, sino un proceso continuo de autodescubrimiento y crecimiento. Se trata de encontrar el valor para ir más allá de las sombras de las experiencias pasadas y adentrarse en un futuro forjado por las propias manos. Ya sea a través de los negocios, la defensa de los derechos o cualquier otra vía, la capacitación consiste en abrazar la capacidad de influir en el cambio, tanto dentro de uno mismo como en el mundo en general.

Al reflexionar sobre estos relatos, piense en cómo los temas del empoderamiento y la autorrealización pueden resonar en su propio viaje. Tú también tienes el poder de transformar adversidades pasadas en oportunidades de crecimiento y realización. El empoderamiento viene de reconocer tus puntos fuertes, perseguir tus pasiones y encontrar formas de contribuir a tu comunidad y al mundo. El camino puede ser difícil, pero estas historias demuestran que es posible superarse y crear una vida que refleje tu verdadero yo, libre de las limitaciones de los abusos del pasado.

A medida que te mantengas centrado y comprometido con este camino de curación y transformación, podrás añadir tu historia de éxito a éstas e inspirar a otros con tu ejemplo.

Ejercicio de reflexión: Convertir los obstáculos en oportunidades

Este ejercicio te anima a ver los obstáculos como oportunidades de crecimiento y autodescubrimiento. Tómate un momento para reflexionar sobre un reto reciente al que te hayas enfrentado. Escribe en tu diario las emociones que te provocó y los pasos que diste para superarlo. Piensa en lo que aprendiste de la experiencia y cómo influyó en tu perspectiva. Identifica cualquier cambio positivo que haya surgido como resultado.

La transformación personal es un testimonio de la capacidad del espíritu humano para adaptarse y prosperar. Cada obstáculo es una oportunidad para reconstruir, redescubrir y recuperar tu vida. Eres capaz de crecer y cambiar profundamente, y tu historia sigue desarrollándose con resiliencia y esperanza.

Capítulo 8:

Recursos y lecturas complementarias

Imagínese que se encuentra al borde de un océano inmenso e inexplorado. Estás allí, con los pies en la arena, y el horizonte se extiende infinitamente ante ti. Es abrumador, pero también hay una sensación de potencial ilimitado; la posibilidad de conexión y comprensión. A medida que navegas en tu viaje de sanación del abuso narcisista, este océano representa los vastos recursos y comunidades que te esperan. En este capítulo, exploraremos los grupos de apoyo en línea y las comunidades que ofrecen un salvavidas de empatía, validación y experiencia compartida. Estas plataformas son como islas en el océano, y cada una ofrece una perspectiva única y un santuario donde puedes anclar tus pensamientos y emociones.

8.2 Grupos y comunidades de apoyo en línea

En esta era digital, la oportunidad de conectar con otras personas que entienden sus experiencias está a sólo un clic de distancia. Los grupos de apoyo en línea son una opción para aquellos que se recuperan del abuso narcisista. Proporcionan un espacio seguro para compartir tus experiencias, sabiendo que no estás solo. Una de estas plataformas es la comunidad "r/narcissisticabuse" de Reddit, un foro en el que personas de todo el mundo se reúnen para hablar de sus experiencias, ofrecer consejos y apoyarse mutuamente. Esta comunidad se nutre del anonimato, lo que le permite expresar libremente, sin juicios ni repercusiones. Es un lugar donde tu voz puede ser escuchada, y donde puedes escuchar las voces de otros que han recorrido un camino similar.

Facebook también alberga numerosos grupos dedicados a la recuperación del abuso narcisista. Estos grupos varían en tamaño y enfoque, desde comunidades amplias que acogen a cualquier persona afectada por el hasta grupos más especializados que se ocupan de aspectos específicos de la recuperación. Unirse a un grupo de Facebook puede proporcionar una sensación de camaradería y conexión al relacionarse con otras personas que entienden lo complejas que pueden ser las relaciones narcisistas. Los debates abarcan desde historias personales y estrategias de afrontamiento hasta cuestiones sobre límites y autocuidado. Aquí, puedes encontrar tanto el consuelo de las experiencias compartidas como la inspiración para avanzar en tu curación.

Las ventajas de estas comunidades virtuales van más allá de la mera conexión. Ofrecen accesibilidad, permitiéndole participar desde la comodidad de su hogar en cualquier momento que le convenga. Esta flexibilidad significa que puede acudir cuando más lo necesite, ya sea en mitad de la noche o en una tarde tranquila. Además, estos foros ofrecen diversos puntos de vista, exponiéndole a una miríada de perspectivas y puntos de vista que pueden enriquecer su comprensión de su propia situación. Al interactuar con una comunidad global, se accede a matices culturales y personales que de otro modo podrían permanecer ocultos. Esta diversidad puede ampliar tu perspectiva, ofreciéndote nuevas formas de enfocar y procesar tus experiencias.

A la hora de elegir un grupo de apoyo en línea, es importante evaluar su credibilidad y apoyo. Para empezar, comprueba la política de moderación del grupo. Un grupo bien moderado garantiza que los debates sean respetuosos y se ciñan al tema, fomentando un entorno seguro para todos los miembros. La moderación puede evitar que el contenido dañino o desencadenante se apodere del grupo, permitiéndote centrarte en la curación y el crecimiento. Leer los comentarios de los miembros también puede aportar información valiosa sobre el ambiente y la eficacia del grupo. Busque grupos en los que los miembros se apoyen mutuamente de forma activa y en los que la recuperación y la capacitación sigan siendo el centro de atención. Esta base de apoyo es fundamental para ayudarte a sentirte seguro y comprendido.

La participación activa es clave para sacar el máximo partido a estas comunidades. Participar en debates, compartir tu historia y ofrecer apoyo a los demás puede ser increíblemente terapéutico. Al participar en debates semanales, contribuyes a la vitalidad del grupo y animas a otras personas que puedan estar pasando por experiencias similares. Además, te ayuda a procesar tus emociones. Tus ideas y reflexiones pueden ofrecer esperanza y orientación, recordando a otros supervivientes que la curación es posible. A medida que interactúas con los demás, construyes una red de comprensión y empatía, creando una comunidad que fomenta la resiliencia y el crecimiento.

Ejercicio de reflexión: Encontrar tu comunidad

Tómese un momento para reflexionar sobre lo que busca en un grupo de apoyo en línea. Piensa en el tipo de entorno que te haría sentir cómodo y apoyado. Anota tus ideas y criterios, como el anonimato, la diversidad o temas específicos de interés. Utiliza esta reflexión para guiar tu búsqueda de una comunidad que resuene contigo. Recuerda que el grupo adecuado puede proporcionarte apoyo, un sentimiento de pertenencia y validación en tu camino hacia la curación.

Estas comunidades en línea sirven como faros de esperanza y conexión en el vasto paisaje digital. Ofrecen espacios donde se reconocen tus experiencias y se valora tu voz. Al explorar estos grupos, te embarcas en un viaje de curación compartida, en el que la sabiduría colectiva y la compasión de los demás se convierten en parte de tu propia recuperación.

8.3 Talleres y seminarios para seguir creciendo

Imagina entrar en una sala llena de personas que te entienden, que se han enfrentado a retos similares y que ahora buscan la misma curación y crecimiento que . Esta es la magia de los talleres y seminarios: Ofrecen un entorno único que fomenta la comunidad y el aprendizaje compartido, donde puedes conectar con personas de ideas afines que siguen un camino similar hacia la recuperación. Estos encuentros proporcionan conocimientos y una red de apoyo, ofreciendo oportunidades para aprender de las experiencias de los demás y compartir las propias. La sensación de camaradería que se respira en estos entornos puede ser muy alentadora, ya que refuerza la idea de que no se está solo en el camino hacia la curación.

Los seminarios educativos centrados en el trastorno narcisista de la personalidad (TNP) permiten comprender las complejidades del narcisismo. Asistir a conferencias de psicología sobre trastornos de la personalidad puede ofrecer una gran cantidad de conocimientos de expertos en la materia. Estos eventos suelen contar con conferencias y debates dirigidos por psicólogos e investigadores especializados en el NPD, y pueden proporcionar una comprensión global de su dinámica y su impacto en las relaciones. Al sumergirse en estos entornos de aprendizaje, se obtiene acceso a las últimas investigaciones y estrategias para hacer frente a los comportamientos narcisistas.

Los talleres de desarrollo personal son otra vía a explorar. Estos talleres a menudo se centran en la construcción de la autoestima, la mejora de las habilidades de comunicación y el fomento de la resiliencia emocional, componentes clave en la curación del abuso narcisista. Los talleres de capacitación en asertividad, por ejemplo, pueden enseñarle formas de expresar sus límites y necesidades de manera eficaz, lo que le permitirá mantenerse firme durante sus interacciones con otras personas.

otros. Estas sesiones están diseñadas para fomentar la confianza en uno mismo, ayudándole a reconocer su valía y a hacer valer sus derechos en cualquier relación. Equiparse con estas herramientas sienta las bases para establecer relaciones más sanas y satisfactorias en el futuro.

A la hora de buscar talleres y seminarios, es fundamental seleccionar aquellos que se ajusten a sus objetivos de recuperación. Empiece por comprobar las credenciales de los ponentes o facilitadores. Un evento reputado contará con expertos con un historial probado en su campo, lo que garantiza que la información que reciba sea fiable y perspicaz. Leer las reseñas de asistentes anteriores también puede aportar información valiosa sobre la eficacia y pertinencia del acto. Estas reseñas le ayudarán a informarse sobre los actos que mejor apoyarán su proceso de curación.

Visualizarse a sí mismo en estos entornos de aprendizaje puede ser un poderoso motivador. Imagine la energía y el entusiasmo de una sala llena de personas comprometidas con el crecimiento y la comprensión. Piense en la posibilidad de entablar nuevas amistades y contactos con personas que comparten sus experiencias y aspiraciones. Estas relaciones pueden convertirse en una parte vital de tu red de apoyo, proporcionándote ánimo y responsabilidad mientras continúas curándote y creciendo. La sabiduría colectiva y las diversas perspectivas que encontrarás en estos entornos pueden ofrecerte nuevas perspectivas e inspiración, guiándote hacia nuevos caminos de desarrollo personal.

Asistir a talleres y seminarios es algo más que adquirir conocimientos. Al comprometerte con estas comunidades, te abrirás a un mundo de posibilidades y conexiones que pueden enriquecer tu vida de manera significativa. No estás solo, y a través de estas experiencias compartidas puedes encontrar la fuerza y la resistencia necesarias para recuperar tu vida y forjarte un futuro mejor.

8.4 Libros y artículos recomendados

Sumergirse en un buen libro puede ser como encontrar a un amigo de confianza que comprenda sus experiencias y le ofrezca consuelo y orientación. Cuando se trata de entender el trastorno narcisista de la personalidad (TNP) y el camino hacia la recuperación, el libro adecuado puede iluminar el viaje, proporcionando tanto comprensión como esperanza. *El narcisista que conoces*, de Joseph Burgo, es uno de esos libros. Profundiza en las diversas caras del narcisismo, ofreciendo una visión detallada de cómo se manifiestan estos comportamientos en la vida cotidiana. La obra de Burgo ayuda a desmitificar la compleja naturaleza del narcisismo, dotándole de los conocimientos necesarios para reconocer estos rasgos en quienes le rodean y, tal vez, en usted mismo. Su estilo de escritura compasivo y claro le ayudará a comprender el impacto del narcisismo en las relaciones (Burgo, 2015).

Otra obra fundamental es *Will I Ever Be Good Enough*, de Karyl McBride. McBride, terapeuta ella misma, ofrece una hoja de ruta para recuperarse del abuso emocional de una madre narcisista. Sus reflexiones son tanto profesionales como personales, y ofrecen una combinación de estrategias terapéuticas y comprensión empática. Este libro es especialmente conmovedor para quienes se han pasado la vida buscando aprobación y validación, ya que ayuda a romper el ciclo de la duda sobre uno mismo y a fomentar un sentimiento de autoestima independiente de la validación externa (McBride, 2008).

Además de estos libros, artículos de fuentes acreditadas ofrecen nuevas perspectivas y análisis en profundidad del NPD. "Understanding Narcissistic Personality Disorder" del Lindner Center of HOPE (2014) es un excelente punto de partida para aquellos que buscan una visión concisa pero completa del trastorno. Este artículo explora los criterios de diagnóstico, las causas potenciales y las opciones de tratamiento para el NPD, proporcionando una base sólida para una mayor exploración. La lectura de artículos como este puede ayudan a aclarar conceptos y ofrecen una comprensión más completa de cómo los comportamientos narcisistas afectan a la salud mental y a las relaciones.

Las memorias y los relatos personales ofrecen una visión profundamente personal de las realidades de vivir y superar el abuso narcisista. *Educada*, de Tara Westover, es un poderoso libro de memorias que, aunque no se centra únicamente en el narcisismo, temas como el control, la manipulación y la lucha por la autonomía. La historia de Westover, que se liberó de un entorno opresivo para proseguir su educación, es inspiradora y fácil de entender para cualquiera que se haya sentido atrapado por la influencia de una figura controladora. Su relato pone de relieve la resistencia del espíritu humano y el poder transformador de la educación y el autodescubrimiento (Westover, 2018).

Para obtener una comprensión más rica del paisaje psicológico y emocional conformado por el narcisismo, es importante considerar diversas perspectivas. *Healing the Shame that Binds* You, de John Bradshaw, aborda el impacto generalizado de la vergüenza, un subproducto común del abuso narcisista. La obra de Bradshaw ofrece una visión de cómo la vergüenza puede interiorizarse y manifestarse en diversos aspectos de la vida, proporcionando estrategias prácticas para sanar y recuperar el poder personal. Este libro hace hincapié en la importancia de la autocompasión y el perdón en la curación, animando a los lectores a liberarse de la carga de la vergüenza y abrazar su valor inherente (Bradshaw, 1988).

Estos recursos ofrecen colectivamente un tapiz de ideas y experiencias que pueden ayudarle a comprender el narcisismo y sus efectos. Sirven como compañeros en tu camino hacia la curación, proporcionando tanto conocimiento como empatía. Al comprometerte con estas obras, te abres a nuevas ideas y perspectivas, cada una de las cuales contribuye a una comprensión más profunda de ti mismo y de la dinámica de las relaciones que conforman tu vida. Las historias y reflexiones que se encuentran en estas

Las páginas pueden ofrecerte consuelo y fuerza, recordándote que no estás solo, por muy difícil que parezca el camino.

8.5 Herramientas para la superación personal continua

Las aplicaciones y plataformas digitales ofrecen una gran cantidad de recursos para apoyar y mejorar su viaje de superación personal, proporcionando estructura y orientación al alcance de su mano. Una aplicación muy popular es Headspace, conocida por sus programas de atención plena y meditación. Tanto para principiantes como para expertos, Headspace ofrece sesiones guiadas que ayudan a cultivar la calma y la concentración, esenciales para controlar el estrés y mejorar la claridad mental. Es como tener un entrenador de meditación en el bolsillo, listo para ayudarte siempre que lo necesites.

Del mismo modo, Moodpath es una aplicación diseñada para ayudarle a controlar su salud emocional. Al pedirte que reflexiones sobre tu estado de ánimo y tus pensamientos, te ayuda a identificar patrones que pueden pasar desapercibidos en el ajetreo de la vida diaria. Esta información puede ser muy valiosa para comprender los desencadenantes y las respuestas, lo que permitirá tomar decisiones informadas sobre tu bienestar. Con el tiempo, notarás tendencias y cambios que te ayudarán a abordar los problemas a medida que surjan. Estas herramientas son más que simples aplicaciones: se convierten en compañeros en tu camino hacia el autodescubrimiento y la resiliencia emocional, ofreciéndote apoyo y comprensión a cada paso.

Plataformas educativas como Coursera y Skillshare también ofrecen oportunidades para ampliar tus conocimientos y habilidades. Coursera ofrece clases sobre una amplia gama de temas, incluida la psicología, que pueden profundizar tu comprensión del comportamiento humano y las relaciones. Participar en estos cursos puede enriquecer tu perspectiva y proporcionarte nuevas estrategias para gestionar las interacciones y construir conexiones más saludables. Skillshare ofrece a quienes desean explorar actividades creativas, ofreciendo clases de todo tipo, desde fotografía hasta diseño gráfico. Participar en estas plataformas alimenta tu curiosidad intelectual y tu creatividad, fomentando una sensación de logro y crecimiento personal. Tanto si quieres aprender un nuevo idioma como explorar el arte digital, estos cursos te ofrecen una forma estructurada pero flexible de mejorar tus habilidades y pasiones.

Para quienes prefieren un enfoque más táctil, los diarios y las agendas son herramientas valiosas para organizar las ideas y fijar objetivos personales. Los bullet journals combinan creatividad y funcionalidad, y te permiten llevar un registro de tus hábitos, planificar el día y reflexionar sobre tus experiencias de una forma que encaja con tu estilo personal. Estos diarios ofrecen un lienzo en blanco en el que puedes documentar tu viaje, celebrar tus logros y explorar tu mundo interior. La escritura puede ofrecer la claridad y la perspicacia de las que a veces carecen las herramientas digitales. A medida que registres tus progresos, crearás un registro tangible de tu crecimiento, reforzando tu compromiso con la superación personal.

Integrar estas herramientas en tu vida diaria requiere intención y constancia. Establecer recordatorios diarios para el uso de aplicaciones puede ayudar a establecer una rutina, asegurando que el autocuidado sigue siendo una prioridad en medio de tus responsabilidades. Por ejemplo, puedes programar una sesión de meditación con Headspace cada mañana o dedicar unos minutos cada noche a registrar tus pensamientos en Moodpath. Estas pequeñas prácticas regulares pueden tener un profundo impacto con el tiempo, cambiando gradualmente tu mentalidad y mejorando tu resistencia emocional. Del mismo modo, dedicar tiempo cada semana a cursos en línea o a actividades creativas te permite profundizar en temas que te interesan, fomentando una sensación de satisfacción y conocimiento.

Cuando se trata de diarios y agendas, considera la posibilidad de reservar un momento específico cada día para anotar tus pensamientos o planificar tus objetivos. Ya sea durante el café de la mañana o antes de acostarse, esta práctica puede servirle de base y proporcionarle un momento de tranquilidad.

reflexión y calma. Cuando utilices estas herramientas, recuerda que el objetivo no es la perfección, sino el progreso. Acepta el proceso, celebra las pequeñas victorias y crece a un ritmo cómodo. Estos recursos están aquí para ayudarte, ofreciéndote orientación, apoyo y aliento mientras navegas por las complejidades del desarrollo personal.

8.6 Elabore su plan personal de curación

La creación de un plan de curación personal puede compararse a trazar su propio rumbo a través de un océano, cuyo destino es su bienestar emocional y su realización. El proceso comienza con la identificación de áreas clave para el crecimiento, algo así como marcar los puntos de interés en el mapa. Estas áreas pueden incluir la construcción de límites más fuertes, la mejora de la autoestima o el aprendizaje de una gestión más eficaz del estrés. Se trata de reconocer dónde estás y decidir dónde quieres estar. Determina tus retos y aspiraciones. Esto te permitirá identificar aspectos concretos de tu vida que requieren atención y cuidados. Esta claridad sienta las bases para establecer hitos alcanzables, que sirven de peldaños para guiarte hacia tus objetivos. Estos hitos deben ser realistas y alcanzables, de modo que cada paso que des aumente tu confianza y refuerce tu compromiso con la curación.

A medida que vayas perfilando estos hitos, recuerda la importancia de la flexibilidad. La vida es impredecible y sus circunstancias pueden cambiar inesperadamente. Su plan de curación debe ser adaptable, permitiéndole ajustar su trayectoria según sea necesario. Las revisiones periódicas de su plan pueden ayudarle a evaluar sus progresos y a hacer los ajustes necesarios. Esta flexibilidad garantiza que su plan siga siendo pertinente y eficaz, apoyando su crecimiento incluso cuando se enfrente a retos imprevistos. Se trata de comprender que la curación no es un proceso lineal, y que

Estar abierto al cambio puede generar oportunidades inesperadas de crecimiento. Esta capacidad de adaptación te permite seguir siendo resistente y centrado, incluso cuando el mar se agita.

Otro elemento crucial para el éxito de un plan de curación es la responsabilidad. Compartir tu plan con un amigo o terapeuta de confianza puede proporcionarte el apoyo y el ánimo necesarios para seguir por el buen camino. Las revisiones periódicas con esta persona de apoyo crean un sentido de la responsabilidad que te motiva a cumplir tus compromisos. Estos controles ofrecen la oportunidad de celebrar los éxitos, comentar los contratiempos y perfeccionar las estrategias. Sirven para recordarle que no está solo en este proceso y que los demás se preocupan por su bienestar. Este propósito compartido refuerza la noción de que la curación es un esfuerzo colectivo, no una búsqueda solitaria.

Para ayudarle a empezar, considere la posibilidad de utilizar plantillas y ejemplos como inspiración para elaborar su propio plan de curación. Un ejemplo de rutina diaria para el bienestar emocional podría incluir la meditación de atención plena por la mañana, la práctica de un diario de gratitud a mediodía y un paseo reflexivo por la tarde. Estas actividades proporcionan una estructura y una rutina que favorecen la salud emocional al tiempo que promueven la atención plena y la autoconciencia. Cuando elabore su plan, adapte estas sugerencias a sus necesidades y preferencias particulares. Esta personalización garantiza que el plan se ajuste a tus objetivos y valores, lo que aumenta las probabilidades de que lo sigas a lo largo del tiempo.

Elaborar un plan personal de curación te da poder. Es una declaración de su intención de dar prioridad a su bienestar y tomar el control de su recuperación. A medida que trabajes en este , tendrás un conocimiento más profundo de ti mismo y de tus necesidades, lo que te proporcionará un crecimiento y una transformación significativos. Tu plan de curación se convierte en un documento vivo, que evoluciona contigo a medida que progresas. Ofrece un sentido de dirección y propósito, proporcionando una hoja de ruta que te guía hacia la vida que imaginas para ti.

Utilizar estas estrategias y recursos sienta las bases para un futuro más resiliente y satisfactorio. Cada paso que des te acercará a un lugar de curación y empoderamiento, donde podrás prosperar más allá de las sombras de traumas pasados. A medida que continúe explorando estos caminos, recuerde que la curación es un viaje de autodescubrimiento que le permite abrazar sus fortalezas y celebrar su progreso a lo largo del camino. Este capítulo ha proporcionado un marco para elaborar un plan de curación personal, iluminando el camino a seguir con esperanza y determinación. Ahora, mientras sigues explorando los recursos y estrategias que tienes a tu disposición, que encuentres la fuerza en el conocimiento de que la curación está a tu alcance y que tienes el poder de forjar tu propio futuro.

RESUMEN del CAPÍTULO 8

Recursos para su viaje

Grupos de apoyo y comunidad en línea

- Comunidad "r/narcissisticabuse" de Reddit
- Facebook

Talleres y seminarios

- seminarios educativos
- talleres de desarrollo personal
- talleres de formación en asertividad

Libros y artículos

- *El narcisista que conoces*, de Joseph Burgo
- *¿Seré alguna vez lo bastante buena?* por Karyl McBride
- "Entender el Trastorno Narcisista de la Personalidad" del Lindner Center of HOPE
- *Educado* por Tara Westover
- *Sanar la vergüenza que te atenaza* por John Bradshaw

Aplicaciones

- Headspace ofrece sesiones guiadas que ayudan a cultivar la calma y la concentración
- Moodpath es una aplicación diseñada para ayudarte a controlar tu salud emocional.

Plataformas educativas

- Coursera ofrece clases sobre una amplia gama de temas
- Skillshare es para quienes desean explorar actividades creativas

Diarios y agendas

- Los bullet journals combinan creatividad y funcionalidad

- La escritura puede ofrecer una claridad y una perspicacia de las que a veces carecen las herramientas digitales.

Conclusión

Ya no vas a sobrevivir; vas a prosperar. -Joan Hannon

Al llegar a las últimas páginas de este libro, tómese un momento para reflexionar sobre el viaje que hemos compartido. Juntos, hemos explorado el complejo mundo del trastorno narcisista de la personalidad y su profundo impacto en las relaciones. Hemos profundizado en las secuelas emocionales del abuso narcisista, reconociendo el dolor y la confusión que a menudo deja a su paso. En este viaje no se trataba sólo de comprender, sino también de para reconstruir tu autoestima y liberarte de los patrones tóxicos. Hemos adoptado estrategias prácticas y enfoques holísticos para guiarte hacia una vida más plena.

Se te han dado todas las herramientas que necesitas para liberarte de esta prisión. Tengo absoluta fe en ti y en tu capacidad para vivir una vida de libertad y propósito. La victoria sobre tu agresor llegará a medida que des un paso a la vez hacia la libertad. ¿Puede saborear la libertad mientras formula su plan de escape? Debería ser tan tangible que puedas ponerte allí con sólo pensarlo.

El conocimiento es un poderoso aliado en este camino. Al reconocer los rasgos y comportamientos asociados con el narcisismo, has dado el primer paso hacia la conciencia y la recuperación. Comprender estas señales de alarma te ayuda a protegerte de daños mayores. Establecer límites es esencial. Se trata de reclamar tu espacio y asegurarte la libertad para sanar y crecer. La regla de no contacto, aunque difícil, es una herramienta de liberación. Te permite distanciarte de la toxicidad y centrarte en tu propio bienestar.

Liberarse de estos patrones es vital. Las relaciones tóxicas pueden convertirse en un ciclo, pero tú tienes el poder de detenerlo. Las estrategias esbozadas en este libro te animan a reconstruir tu autoestima y confianza. Redescubrir tu identidad implica aceptar la vulnerabilidad y celebrar incluso las victorias más pequeñas. Estos pasos son cruciales para redefinir tu autoestima y labrarte una vida que refleje tu verdadero yo.

La curación del abuso narcisista requiere un enfoque integral. Tu viaje de curación no sólo implica los aspectos emocionales y psicológicos, sino también los físicos. El movimiento, la nutrición, la terapia y la atención plena desempeñan un papel en el fomento de la recuperación holística. Cada uno de estos elementos contribuye a tu bienestar general, ayudándote a desarrollar resiliencia y fortaleza.

Ahora que estás al borde de la transformación, insto a que apliques estas estrategias en tu propia vida. Actúa. Busca recursos adicionales y conéctate con comunidades que te ofrezcan comprensión y apoyo. No estás solo en este viaje. Muchos han recorrido este camino antes que tú, y muchos lo recorrerán a tu lado. Recuerda las historias personales y los testimonios compartidos en estas páginas. Son testimonios de la capacidad de recuperación y el empoderamiento que se derivan de la superación de la adversidad.

La esperanza y la resiliencia son temas centrales en cada capítulo. La recuperación del abuso narcisista no sólo es posible, sino que está a tu alcance. Cree en tu fuerza y en tu capacidad de crecimiento. El camino puede ser largo, pero con cada paso, te acercas a una vida libre de la prisión narcisista y de las sombras del pasado.

Quiero expresarles mi más profunda gratitud por embarcarse en este viaje conmigo. Su coraje y resistencia son inspiradores. La curación no es fácil, pero su determinación para enfrentar y superar los efectos del abuso narcisista es un testimonio de su fuerza. Recuerde, usted no está solo. Usted tiene el apoyo de quienes comprenden tu trayectoria y los recursos para ayudarte a triunfar.

A medida que avances, lleva contigo las lecciones aprendidas y la esperanza infundida. Abraza las nuevas posibilidades que te esperan. Eres capaz de una profunda transformación y crecimiento. Que este sea el comienzo de un nuevo capítulo, lleno de empoderamiento, curación y alegría. Gracias por permitirme formar parte de tu viaje, y que sepas que estoy aquí, animándote en cada paso del camino.

Compartir su viaje hacia la libertad

Ahora que has dado los primeros pasos para liberarte de la prisión del abuso narcisista, tienes un poderoso regalo: la sabiduría y la fortaleza adquiridas a lo largo del camino. Tu historia es importante y compartirla podría iluminar el camino de alguien que aún respuestas.

Al dejar una reseña honesta *de Escapando de la Prisión del Abuso Narcisista* en Amazon, puedes ayudar a otros que están atrapados en la confusión y el dolor a descubrir la guía que necesitan. Tu reseña podría ser la señal han estado esperando, el momento en que se dan cuenta de que no están solos y que la curación es posible.

Al dejar una reseña, podrías:

- Ayuda a alguien a descubrir que no está solo.

- Ofrecer esperanza a una persona que busca respuestas.

- Guiar a un superviviente hacia la curación y el empoderamiento.

- Demuéstrale a alguien que liberarse de los malos tratos es posible.

Cada palabra amable que compartes envía ondas de aliento al mundo. Juntos, podemos ayudar a más supervivientes a escapar de la prisión invisible del abuso narcisista y recuperar sus vidas.

Para compartir tus pensamientos y ayudar a otra persona a encontrar esperanza, simplemente escanea el código QR que aparece a continuación o visita la página de reseñas del libro en línea:

https://www.amazon.com/dp/B0F3W89QPV

Desde el fondo de mi corazón, gracias por formar parte de esta misión. ¡Sois un regalo y un tesoro para este mundo!

Atentamente,

Joan Hannon

Ha sido un largo viaje de valentía, resistencia y capacidad de recuperación, pero ahora estás en la cima de la montaña, celebrando tus notables logros, que te han cambiado la vida.

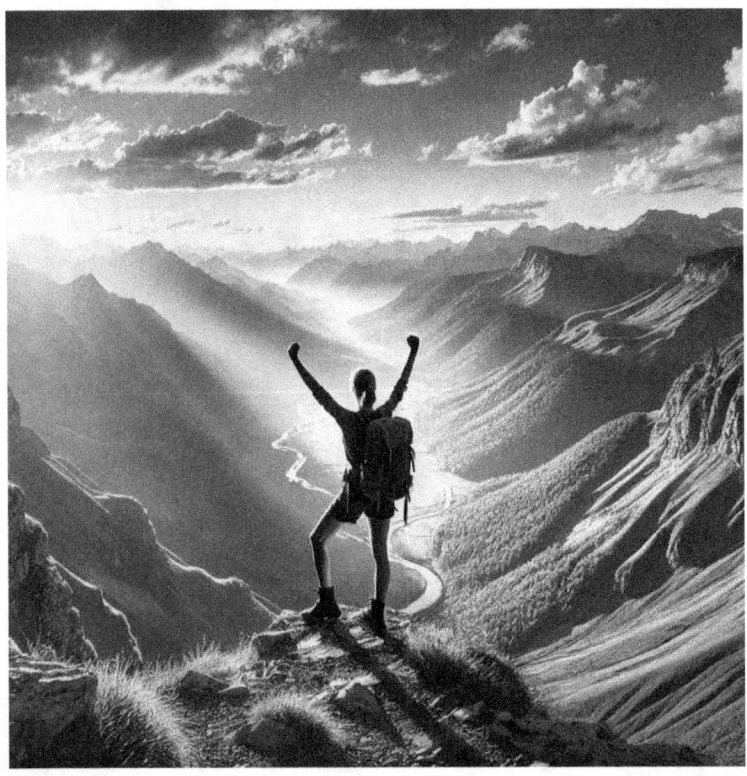

Glosario

Afirmaciones: Afirmaciones o frases positivas que se utilizan para cuestionar y superar los pensamientos negativos y fomentar la autonomía.

Aromaterapia: El uso de aceites esenciales de plantas para mejorar el bienestar físico y emocional.

Autonomía: Capacidad de tomar las propias decisiones de forma independiente, manteniendo un sentido de autogobierno.

Traspaso de culpas: Táctica de manipulación en la que la responsabilidad de un problema se transfiere de una persona a otra.

Establecer límites: Establecer límites claros para proteger bienestar emocional y mental.

Reestructuración cognitiva: Técnica terapéutica destinada a identificar y cuestionar patrones de pensamiento distorsionados.

Terapia cognitivo-conductual: Tipo de psicoterapia estructurada y orientada a objetivos que se centra en cambiar los patrones negativos de pensamiento y conducta.

Narcisismo encubierto: Forma de narcisismo caracterizada por la introversión, la hipersensibilidad y el sentimiento de victimización.

Codependencia: Dinámica relacional en la que una persona da prioridad a las necesidades de otra por encima de las propias, a menudo hasta un grado insano.

Técnicas de desescalada: Estrategias utilizadas para reducir la tensión y evitar que el conflicto se agrave.

Fase de devaluación: Etapa de las relaciones tóxicas en la que uno de los miembros de la pareja comienza a menospreciar o degradar al otro tras un periodo de idealización.

Ejercicios de respiración profunda: Técnicas que implican una respiración lenta y pausada para favorecer la relajación y reducir el estrés.

Fase de descarte: Etapa de una relación tóxica en la que uno de los miembros de la pareja termina bruscamente la relación, a menudo sin dar explicaciones.

Terapia dialéctica conductual: Forma de terapia que combina técnicas cognitivo-conductuales con prácticas de atención plena para abordar la regulación emocional.

Abuso emocional: Un tipo de abuso que implica el uso de palabras, comportamientos o acciones para manipular, controlar o degradar a otra persona. Puede incluir insultos verbales, humillaciones, amenazas, aislamiento y otras tácticas destinadas a dañar el bienestar emocional de la víctima.

Manipulación emocional: El uso del engaño, la culpa u otras tácticas para controlar o influir en las emociones de otra persona.

Empatía: Capacidad de comprender y compartir los sentimientos de los demás.

Abuso emocional: Un tipo de abuso que implica el uso de palabras, comportamientos o acciones para manipular, controlar o degradar a otra persona. Puede incluir insultos verbales, humillaciones, amenazas, aislamiento y otras tácticas destinadas a dañar el bienestar emocional de la víctima.

Empoderamiento: El proceso de ganar confianza y control sobre la propia vida.

Desensibilización y Reprocesamiento por Movimientos Oculares (EMDR): Técnica terapéutica que ayuda a las personas a procesar recuerdos traumáticos mediante movimientos oculares guiados.

Gaslighting: Forma de manipulación psicológica destinada a hacer dudar a alguien de sus percepciones o de su cordura.

Predisposiciones genéticas: Los rasgos genéticos heredados que pueden influir en la probabilidad de que un individuo desarrolle determinados comportamientos o afecciones.

Método de la Roca Gris: Una estrategia para minimizar las interacciones con individuos manipuladores volviéndose emocionalmente insensible.

Meditación guiada: Práctica de meditación dirigida por un instructor o una grabación para ayudar a relajarse y concentrarse.

Fase de idealización: Fase inicial de una relación tóxica en la que uno de los miembros de la pareja admira y elogia excesivamente al otro.

Inseguridad: Sentimiento de incertidumbre o falta de confianza en uno mismo.

Curación del niño interior: Trabajo terapéutico dirigido a abordar y resolver traumas infantiles del pasado o necesidades insatisfechas.

Meditación del amor amable: Práctica de meditación centrada en cultivar la compasión y la buena voluntad hacia uno mismo y hacia los demás.

Creación de significado: El proceso de asignar un significado personal a las experiencias, especialmente en momentos difíciles o de transformación.

Meditación: Práctica que consiste en concentrar la mente para lograr claridad mental y calma emocional.

Conexión mente-cuerpo: La interrelación entre la salud mental y física.

Alimentación consciente: La práctica de comer con plena atención a la experiencia, centrándose en el sabor, la textura y las sensaciones de los alimentos.

Prácticas de atención plena: Técnicas que promueven la conciencia del momento presente y reducen el estrés.

Atención Plena Matutina: Una práctica diaria de empezar el día con ejercicios de atención plena para establecer un tono positivo.

Abuso narcisista: Una forma de abuso emocional o psicológico infligido por alguien con rasgos narcisistas o Trastorno Narcisista de la Personalidad. Este tipo de abuso puede incluir manipulación, luz de gas, crítica y tácticas de control diseñadas para socavar la confianza de la víctima y su sentido de la realidad.

Trastorno Narcisista de la Personalidad (TNP): Trastorno mental caracterizado por patrones de grandiosidad, necesidad de admiración y falta de empatía. Los individuos con NPD suelen tener un sentido exagerado de la propia importancia y pueden explotar a los demás para lograr sus propios objetivos.

Furia narcisista: Intensa ira o agresión exhibida por un narcisista cuando su autoestima se ve amenazada.

Regla de no contacto: Una estrategia para cortar toda comunicación con un individuo tóxico para promover la curación y la recuperación.

Ácidos grasos omega-3: Grasas esenciales presentes en alimentos como el pescado y los frutos secos, beneficiosas para la salud del cerebro y el corazón.

Narcisismo manifiesto: Una forma de narcisismo caracterizada por la arrogancia, la búsqueda de atención y el derecho.

Retribuir: El acto de realizar una acción amable para otros a cambio de la amabilidad recibida.

Maltrato físico: El uso de la fuerza física con la intención de dañar, lesionar o controlar a otra persona. Esto incluye golpes, bofetadas, empujones, asfixia u otros actos de violencia que causen dolor físico o lesiones.

Relajación muscular progresiva: Técnica de relajación que consiste en tensar y relajar grupos musculares para reducir el estrés.

Proyección: Mecanismo de defensa por el que uno atribuye sus propios pensamientos, sentimientos o rasgos a otra persona.

Diario de reflexión: Ejercicios de escritura guiados por estímulos específicos para explorar pensamientos y emociones.

Terapia psicodinámica: Enfoque terapéutico centrado en los procesos inconscientes y los conflictos pasados no resueltos.

Ejercicios de escritura reflexiva Escritura prácticas utilizadas para
examinar y comprender los propios pensamientos y experiencias.

Repertorio: gama de habilidades, comportamientos o técnicas disponibles para su uso.

Resiliencia: La capacidad de recuperarse rápidamente de adversidades o dificultades.

Autoconciencia: El conocimiento consciente de la propia
carácter, sentimientos y comportamientos.

Duda de sí mismo: Falta de confianza en las propias capacidades o decisiones.

Autoestima: Sentimiento general de autoestima o valor personal.

Autoimagen: La imagen o percepción mental que uno tiene de sí mismo.

Autoestima: Sentimiento del propio valor o valía inherente como persona.

Serotonina: Neurotransmisor que contribuye a la sensación de bienestar y felicidad.

Avergonzar: El acto de hacer que alguien se sienta humillado o avergonzado, a menudo utilizado como táctica manipuladora.

Ejercicios cortos de respiración: Técnicas de respiración rápidas y sencillas para calmar la mente y el cuerpo.

Campaña de desprestigio: Esfuerzo deliberado para dañar la reputación de alguien.
reputación mediante mentiras o exageraciones.

Escritura consciente: Técnica de escritura en la que se escribe continuamente sin preocuparse por la estructura o la gramática.

Técnicas de visualización: La práctica de imaginar objetivos o escenarios específicos para aumentar la motivación y la concentración.

Referencias

Asociación americana de psicología. (2019, 30 de octubre).
Meditación de atención plena: Una forma de reducir el estrés probada por la investigación. Asociación Americana de Psicología. https://www.apa.org/topics/mindfulness/meditation

Centro CBT del Área de la Bahía. (2024, 8 de julio). *Distinguir entre el narcisismo abierto vs narcisismo encubierto.* Bay Area CBT Center. https://bayareacbtcenter.com/overt-vs-covert-narcissism/

Basyooni, A. (2024, 4 de julio). *Superar el aislamiento en una relación narcisista.* Circles. https://circlesup.com/blog/overcoming-isolation-in-a- narcissistic-relationhip

Bradshaw, J. (1988, 1 de octubre). *Sanando la vergüenza que te ata.* Health Communications Inc.

Burgo, J. (2015, 15 de septiembre). *El narcisista que conoces: Defendiéndote de los narcisistas extremos en una era de todo sobre mí.*
Piedra de toque.

Caspari, J. (2023, 7 de mayo). *Abrazar la vulnerabilidad.* Psychology Today. https://www.psychologytoday.com/us/blog/living-wellwhen-your-body-doesnt-cooperate/202305/embracing-vulnerability

Ser padres con un narcisista: Consejos y estrategias. (sin fecha). Custodia X Cambio. https://www.custodyxchange.com/topics/custody/special-circumstances/co-parenting-with-narcissist.php

Cuncic, A. (2023, 6 de noviembre). *Efectos del abuso narcisista.* Verywell Mind. https://www.verywellmind.com/effects-of-narcissistic- abuse-5208164

Dorwart, L. (2024, 13 de septiembre). *Las mejores apps de salud mental, probadas y testadas.* Verywell Mind. https://www.verywellmind.com/best-mental-health- apps-4692902

Ejercicio y salud mental. (sin fecha). Gobierno del Estado de Victoria. https://www.betterhealth.vic.gov.au/health/healthyliving/exercise-and-mental-health

Fletcher, J. (2022, 1 de diciembre). *¿Qué es el método de la roca gris y es eficaz?* PsychCentral. https://psychcentral.com/health/grey-rock-method

Gupta, S. (2024, 15 de mayo). *Cómo identificar y escapar de un ciclo de abuso narcisista.* Verywell Mind. https://www.verywellmind.com/narcissistic-abuse- cycle-stages-impact-and-coping-6363187

Gupta, S. (2024, 7 de agosto). *Reconocer los signos del maltrato psicológico.* Verywell Mind. https://www.verywellmind.com/psychological-abuse- types-impact-and-coping-strategies-5323175

Heyl, J. C. (2023, 19 de diciembre). *Cómo encontrar un grupo de apoyo para el abuso narcisista.* Verywell Mind.

www.verywellmind.com/how-to-find-a-
https://narcissistic-abuse-support-group-5271477

Kaminski, H. (s.f.). *Cómo reconstruir la autoestima después del abuso narcisista: Estrategias eficaces para la recuperación.* Ayudantes de Terapia. https://therapyhelpers.com/blog/rebuild-self-esteem- after-narcissistic-abuse/

Lachance, L., y Ramsey, D. (2015). Alimentación, estado de ánimo y salud cerebral: Implicaciones para el clínico moderno. *Mo Med, 112*(2), 11-15.

Centro Lindner de HOPE. (2014, 11 de marzo). *Entendiendo el trastorno narcisista de la personalidad.* Lindner Center of HOPE. https://lindnercenterofhope.org/blog/understanding-narcissistic-personality-disorder/

L.N. (2024, 5 de enero). *El papel de la resiliencia en la recuperación de una relación narcisista.* Medium. https://medium.com/moving-forward-with-hope/the- role-of-resilience-in-recovering-from-a-narcissistic- relationship-824b7eaad3ad

Clínica Mayo.(s.f.). *Trastorno narcisista de la personalidad.* Mayo Clinic. https://www.mayoclinic.org/diseases- conditions/narcissistic-personality-disorder/symptoms- causes/syc-20366662

Personal de la Clínica Mayo. (2022, 22 de noviembre). *El perdón: Dejar ir el rencor y la amargura.* Mayo Clinic. https://www.mayoclinic.org/healthy-lifestyle/adult- health/in-depth/forgiveness/art-20047692#

McBridge, K. (2008, 23 de septiembre). *¿Seré alguna vez lo bastante bueno? Curar a las hijas de madres narcisistas.* Free Press.

Moore, M. (2022, 8 de septiembre). *La importancia de los límites personales*. PsychCentral. https://psychcentral.com/relationships/the-importancia-de-los-limites-personales

Mughal, A. (s.f.). *Understanding narcissistic personality disorder: Insights and strategies* [Curso en línea]. Alison. https://alison.com/course/understanding-narcissistic-personality-disorder-insights-and-strategies

Libros de recuperación del abuso narcisista. (sin fecha). Goodreads. https://www.goodreads.com/shelf/show/narcissistic- abuse-recovery

Instituto Newport. (sin fecha). *Identificación del gaslighting: Signos, ejemplos y búsqueda de ayuda*. Newport Institute. https://www.newportinstitute.com/resources/mental-health/what_is_gaslighting_abuse/

Reid, S. (s.f.). *Codependency*. HelpGuide.org. https://www.helpguide.org/relationships/social-conexión/codependencia

Sandhu, M. (2022, 21 de febrero). *The benefits of journaling for mental health & healing*. Freedom. https://www.freedomaddiction.ca/blog/benefits-of- journaling-for-mental-health/

Scott, E. (2023, 26 de septiembre). *Cómo utilizar la comunicación asertiva.* Verywell Mind. https://www.verywellmind.com/learn-assertive-communication-in-five-simple-steps-3144969

Shafir, H. (2024, 25 de noviembre). *Etapas de curación después del abuso narcisista*. Choosing Therapy.

www.choosingtherapy.com/stages-of-healing- https://after-narcissistic-abuse/

Short, P. (2024, 9 de octubre). *Violencia doméstica: Understanding, healing, and reclaiming* power. Michigan Technological University. https://blogs.mtu.edu/belonging/2024/10/09/domest ic-violence-understanding-healing-and-reclaiming- power/

Stanborough, J. (2023, 5 de junio). *Cómo cambiar el pensamiento negativo con la reestructuración cognitiva.* Healthline. https://www.healthline.com/health/cognitive- restructuring

Taylor Counseling Group. (2024, 2 de abril). *Las 7 tácticas más comunes de manipulación narcisista - y cómo puede lidiar con ellas.* https://taylorcounselinggroup.com/blog/how-to- deal-with-narcissistic-manipulation-tactics/

Thompson, E. (s.f.). *¿Cuál es la mejor terapia para el abuso narcisista? Descubra técnicas curativas eficaces.* Therapy Helpers. https://therapyhelpers.com/blog/what-is-the-best- therapy-for-narcissistic-abuse/?srsltid=AfmBOop0O2- b--hBr_p3l4PvaikdS8_1TbKPYQ4eM2MT- 2uj8yVnn8v0

Villines, Z. (2023, 20 de diciembre). *¿Qué es rock gris?* Medical News Today. https://www.medicalnewstoday.com/articles/grey-rock#what-is-it

Director del sitio web. (s.f.). *Rompiendo el silencio: Sobreviviendo al abuso narcisista por la superviviente Patti.* BTSADV.

https://breakthesilencedv.org/breaking-the-silence-surviving-narcissistic-abuse-by-patti-r/

Westover, T. (2018, 20 de febrero). *Educados*. Random House.

www.ingramcontent.com/pod-product-compliance
Lightning Source LLC
LaVergne TN
LVHW012021060526
838201LV00061B/4401